Margot Hellmiß

NATURWUNDER APFELESSIG

Über 200 Rezepte für Gesundheit, Schönheit, Haushalt, Ernährung & Idealgewicht

Bassermann

Inhalt

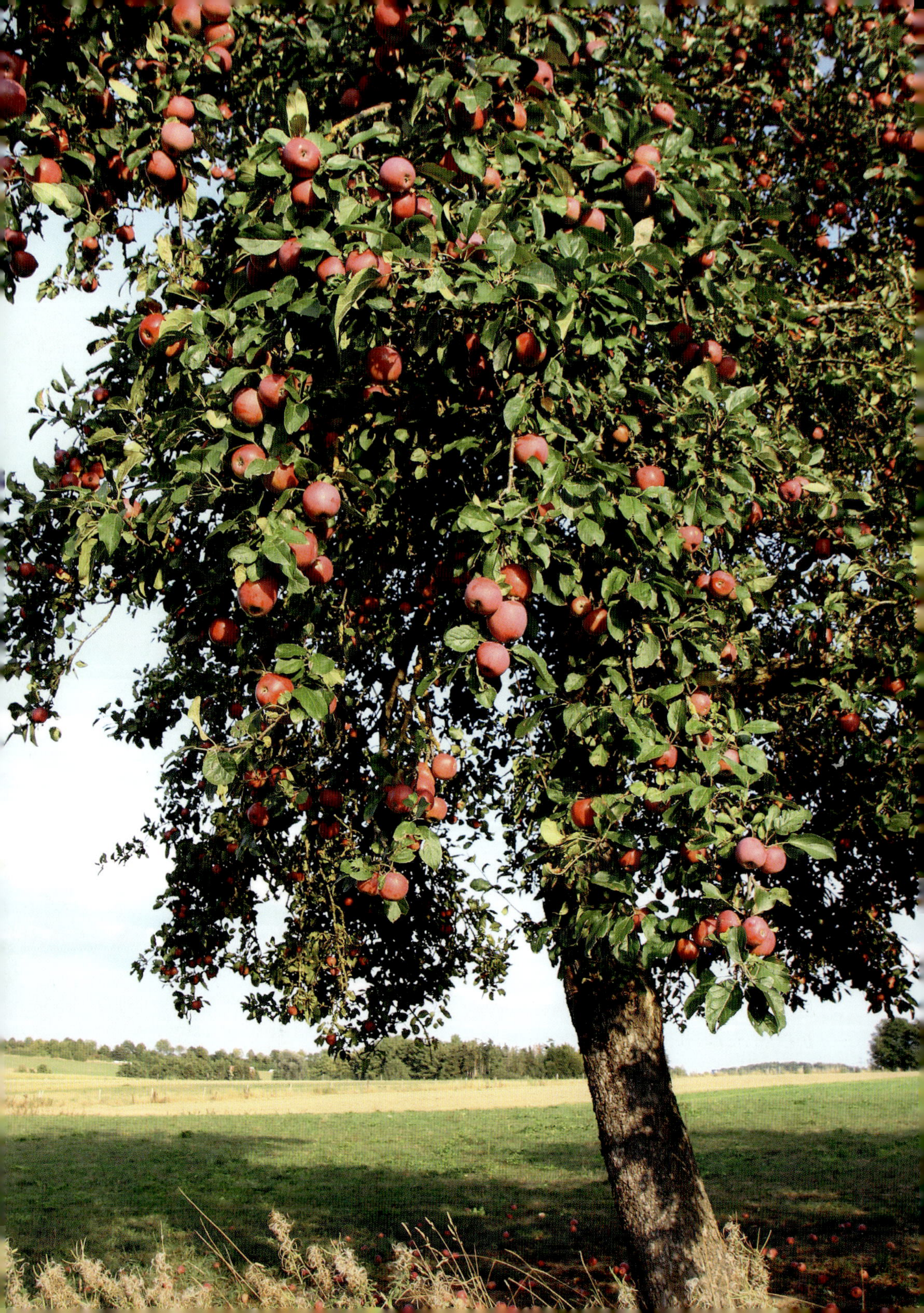

Ein Hausmittel macht Geschichte

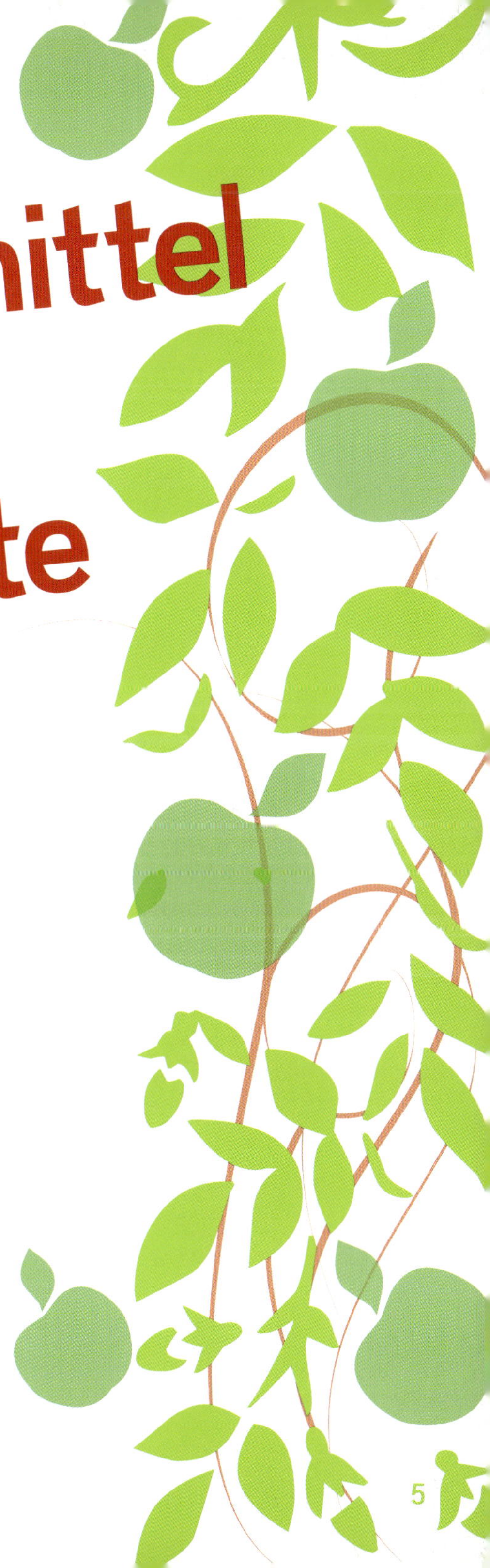

Vom Wert des Ursprünglichen

Apfelessig belebt, macht fit und hält gesund. Das ist eigentlich seit Jahrtausenden bekannt. Denn in allen alten Hochkulturen wurde von essigsauren Flüssigkeiten reger Gebrauch gemacht. Zum Würzen, Konservieren, Desinfizieren, zur Erfrischung und um Beschwerden zu kurieren. Vor einigen Jahrzehnten schließlich brachte der Arzt D. C. Jarvis der breiten Öffentlichkeit eine bewährte Volksmedizin näher, deren wichtigste Säule aus zahlreichen Anwendungen mit Apfelessig besteht.

Viele haben schon einmal von Apfelessig-Getränken gehört, nur Gutes, von älteren Bekannten oder der Großmutter. Ein Glas Wasser mit ein wenig Essig darin war früher nicht nur ein erfrischender Durstlöscher, es diente auch der Gesunderhaltung und der Kräftigung. In unserer Zeit wird sein herbes ursprüngliches Essigaroma wieder sehr geschätzt, weil es sich wohltuend abhebt von den vielen übersüßen Getränken, die heute allenthalben angeboten werden.

Natürliches für Sinne und Gesundheit

Apfelessig erinnert ein bisschen an Zeiten, in denen das Ursprüngliche und Naturgegebene noch die Sinne erfreute. Er befriedigt das Bedürfnis nach Einfachem und Unverfälschtem. Und natürlich ist er gesund. Schon nach wenigen Tagen mit dem Sauercocktail fühlt man sich besser und lebendiger. Er nimmt definitiv den Appetit auf Süßes, und man isst viel weniger. Das ist ein dickes Plus für die schlanke Linie. Diese und viele andere Wirkungen des Apfelessigs gehören zum Erfahrungsschatz eines traditionellen Wissensgebäudes, das unter dem Begriff »Vermonter Volksmedizin« bekannt geworden ist.

Das kräftige Aroma von Apfelessig lässt an essbare Gräser, grüne Wiesen, würzige Kräuter und knorrige Apfelbäume denken, an den Duft von Sauerampfer, Löwenzahn und warmer Erde, an bodenständige, klare Dinge mit einem echten Geschmack.

Die Vermonter Volksmedizin

Vermont ist ein eher kleiner Staat der USA an der Grenze zu Kanada, einer der sogenannten Neuenglandstaaten, mit Montpelier als Regierungssitz.

In Burlington, der größten Stadt, absolvierte D. C. (DeForest Clinton) Jarvis zu Beginn des 20. Jahrhunderts sein Medizinstudium, ehe es ihn als frischgebackenen Facharzt für HNO und Augenheilkunde aufs Land in das Örtchen Barre verschlug. Dort ist das Klima gemäßigt kühl, die Green Mountains, Ausläufer der nördlichen Appalachen, sind dicht bewaldet. In den Tälern des Apfellandes grasen Milchkühe, und aus jungen Ahornbäumen wird gehaltvoller Sirup gezapft.

Dieses raue, abgeschiedene Bergland gilt als Heimat einer speziellen Form von Volksmedizin, bei der sich alles um den Apfelessig dreht. Wie bei Volksheilkunden üblich, wurden die Behandlungsweisen von Generation zu Generation weitergegeben. Jedenfalls hatten sie mit dem Fachwissen, das der junge Arzt an der Universität soeben frisch erworben hatte, nur am Rande zu tun. Jarvis musste sich zwangsläufig mit dieser »völlig anderen Art von Medizin ... ernsthaft befassen, wenn er das Vertrauen der einheimischen Landbevölkerung gewinnen wollte«. Über ein Jahrzehnt widmete er sich dieser Heilkunde, bis er ihre Wirkung schließlich verstand.

Wie man 100 Jahre alt wird

Angefangen hatte Jarvis mit der Beobachtung von Nutztieren. Er erfuhr, dass die Bauern ihren Rindern regelmäßig Apfelessig ins Futter mischten, wodurch – wie sie wussten – deutlich weniger Entzündungen, Erkältungssymptome und Darmprobleme auftraten als ohne diesen »Sauer-Stoff«. Schließlich stellte er auch bei den Menschen einen deutlichen Zusammenhang zwischen ihrer erstaunlich aktiven Lebensweise bis ins hohe Alter und einer Ernährung fest, die sich vor allem an den heimischen Produkten orientierte und bei der die Hausmittel Apfelessig und Honig eine herausragende Rolle spielten. Diese Substanzen wurden verabreicht, wenn es galt, Beschwerden auf einfache, natürliche und preiswerte Art und Weise zu kurieren. Zur allgemeinen Gesundheitsvorsorge setzte man auf ein Elixier aus klarem Quellwasser mit

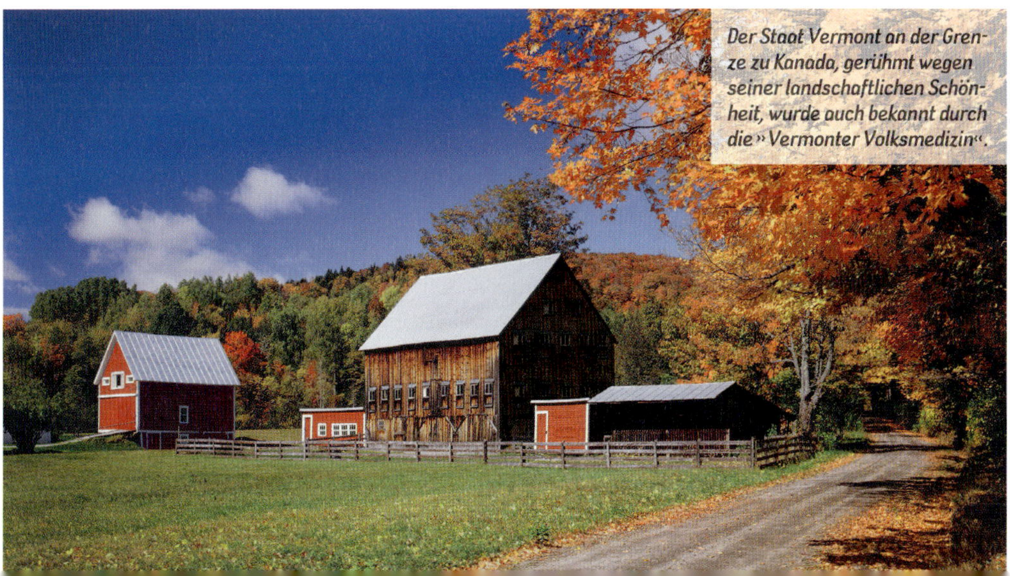

Der Staat Vermont an der Grenze zu Kanada, gerühmt wegen seiner landschaftlichen Schönheit, wurde auch bekannt durch die »Vermonter Volksmedizin«.

etwas Apfelessig und Honig und trank es tagtäglich zur Stärkung. »5 x 20 Jahre leben« ist der Titel des Buches (erschienen 1958), in dem Jarvis seine Beobachtungen zusammenfasste. Es heißt so, weil es ungefähr 20 Jahre dauert, bis der Mensch »ausgereift« ist. Mit fünf multipliziert, errechnet sich eine optimale Lebenszeit von 100 Jahren, wie sie nach Jarvis' Vorstellungen bei naturgerechter Ernährung und Lebensweise leicht erzielt werden kann.

Die Multiplikation der Reifezeit mit dem Faktor fünf ergab sich für Jarvis aus seinen Naturbeobachtungen. Bei vielen Tieren ist das so, beispielsweise werden Pferde, die nach vier Jahren ausgewachsen sind, im Durchschnitt 20 Jahre alt.

Zurück zur Natur

Die Anfänge der Vermonter Volksmedizin gehen nach Jarvis bis auf nomadisierende Urvölker zurück. Diese noch ganz im Schoß der Natur lebenden Menschen lernten vom Verhalten der Wildtiere und sahen, welche Pflanzen und Kräuter diese bei bestimmten Leiden bevorzugten, und dass sie auch manchmal die Nahrung völlig verweigerten und etwas praktizierten, was man »Heilfasten« nennen könnte. »Die erste Apotheke war die Natur«, sagte Jarvis. Und er empfahl, dahin zurückzukehren.

Dr. Jarvis gebührt der Verdienst, die Heilanwendungen von Apfelessig mit wissenschaftlichem Sachverstand kritisch überprüft und vor allem durch sein Buch weltweit bekannt gemacht zu haben.

Besser vorbeugen

Ihr Hauptaugenmerk legt die Volksmedizin auf die Vermeidung von Krankheit. Sie befürwortet eine Lebensform, die Krankheiten den Nährboden entzieht. Erst nachrangig folgt die Heilung beziehungsweise Linderung von Beschwerden mit möglichst einfachen und natürlichen Mitteln. Nach Jarvis hat »die Volksmedizin vor allem jenen Menschen viel zu bieten, die einen Weg suchen, um bis ans Ende ihrer Tage auf natürliche Weise lebenskräftig, tätig und gesund zu bleiben«.

Für den Körper nur das Beste wählen

Jarvis verglich den menschlichen Organismus mit einem Bauwerk. Dieses habe nur dann Bestand, wenn bei der Errichtung auf solide Qualität der Materialien geachtet werde. Seine Schlussfolgerung: »Auch die Widerstandskraft und Dauerhaftigkeit des Körpergebäudes hängen von der Wahl der Nahrungsmittel ab, die wir essen, der Flüssigkeiten, die wir trinken, der Luft, die wir atmen«. Er empfahl daher den Verzehr von Früchten, Gemüse und Kartoffeln, von wenig Fett, Fleisch und Eiern. Hinzu sollte sich der tägliche Apfelessig-Honig-Cocktail gesellen, der die Segnungen der Essigsäure und zahlreicher Mineralstoffe mit dem Geschmack von Äpfeln sowie dem Gehalt des Honigs vereinigt.

Die Erkenntnisse des Vermonter Landarzts D. C. Jarvis haben bis heute Gültigkeit. Wer sich dafür entscheidet, durch eine vernünftige Ernährung etwas für seine Gesundheit zu tun, erreicht noch mehr, wenn er zusätzlich regelmäßig den Apfelessig-Cocktail trinkt.

Das Grundrezept zur Gesundheitsvorsorge

- **Rühren Sie 2 Teelöffel Apfelessig und 1 Teelöffel Honig in 1 Glas frisches Leitungs- oder Mineralwasser ein.**
- **Trinken Sie diesen Gesundheitscocktail regelmäßig jeden Morgen in kleinen Schlucken.**

Ein bewährtes Naturprodukt

Neben Dr. Jarvis gab es weitere Stimmen aus dem englischen Sprachraum, die Apfelessig zur Gesunderhaltung empfahlen, wie den Arzt Cyril Scott (*Cider Vinegar*, erschienen 1949). Er schätzte am Apfelessig, »dass er eine ganze Anzahl verschiedener Dinge aufs Beste und ohne schadliche Nebenwirkungen tut«.

In den 1990er Jahren stellte sich schließlich ein regelrechter Apfelessigboom ein. 1994 verfasste Emily Thaker *The Vinegar Book* (deutscher Titel: *Das große Buch vom Essig*. Sie schrieb, dass »der Apfelessig von einer besonderen magischen Aura umgeben ist«, und legte jedermann ans Herz, täglich einen Teelöffel dieses »goldenen Trunks« zu sich zu nehmen, weil er »dem Körper eine großzügige Portion an solchen Bausteinen liefert, die der Mensch braucht, um gesund zu bleiben«. Die Amerikaner Paul C. und Patricia Bragg veröffentlichten ein Jahr später *Apple Cider Vinegar* (*Apfelessig, das Gesundheitselixier*). Darin war der Apfelessig Bestandteil eines ganzheitlichen Konzepts mit dem Ziel, körperliche, seelische und geistige Gesundheit zu erlangen. Weitere Ratgeber folgten.

Wählen Sie Ihrer Gesundheit zuliebe naturtrüben Apfelessig, der aus biologisch angebautem Obst gewonnen wurde. Er ist besonders reich an wertvollen Inhaltsstoffen und garantiert frei von Schädlingsbekämpfungsmitteln (Pestiziden, Fungiziden) oder Reifechemikalien (Alar).

Qualität setzt sich durch

Daraufhin stiegen die Absatzzahlen der Apfelessighersteller gegen Ende der 1990-er Jahre sprunghaft an. Mit einem Mal gab es auch beim Apfelessig ein Qualitätsbewusstsein. Insbesondere die guten naturtrüben, unbehandelten Produkte waren jetzt gefragt, die zuvor nur in Reformhäusern erhältlich waren. Heute sind Apfelessige in ordentlicher Qualität in den meisten gut sortierten Supermärkten zu finden. Naturtrüber Apfelessig hat hierzulande inzwischen den Stellenwert, wie er ihn etwas früher im angloamerikanischen Raum schon besaß.

Apfelessig in Tablettenform

Die außerordentlich positive Wirkung von Apfelessig auf den menschlichen Organismus nutzten auch die Hersteller von Nahrungsergänzungsmitteln. Sie entwickelten Apfelessig in Kapsel- oder Tablettenform. Diese Präparate bestehen in etwa aus Apfelessigextrakt, Rohrzucker, Molkepulver, Aromastoffen, pflanzlichen Farbstoffen und einigen anderen Zugaben. Ob sie tatsächlich die vitale Kraft eines naturtrüben Apfelessigs liefern, ist noch nicht erforscht. Hersteller werben jedenfalls mit den positiven Auswirkungen, die auch natürlicher Apfelessig zu bieten hat. Sie sollen entsäuern, die Verdauung anregen, Heißhunger auf Süßes stillen sowie fit und vital halten.

Natur oder Kapseln?

Nun ist es bei manchen Nahrungsergänzungsmitteln durchaus sinnvoll, wenn beispielsweise täglich eine exakt abgemessene Wirkstoffmenge zugeführt werden muss, um einen Effekt zu erzielen. Das ist bei Delta-7-Sterolen in Kürbiskernen der Fall, die gegen Prostatabeschwerden und bei Blasenschwäche helfen. Ebenso bei Soja-Isoflavonen, mit deren Hilfe Wechseljahrsbeschwerden wirksam ausgebremst werden.

Dagegen hat sich der tägliche Genuss des Apfelessig-Cocktails doch sehr bewährt. Das ist ein preiswertes, schmackhaftes und erprobtes, absolut unschädliches Naturheilmittel, bei dem Dosierungsprobleme praktisch nicht vorkommen. Es gibt also kaum einen Grund, auf teurere synthetisch hergestellte Kapseln auszuweichen.

Nahrungsergänzungsmittel sind keine Medikamente. Die Hersteller müssen deshalb keine teure Zulassung beantragen und keinen Wirkungsnachweis erbringen. Wenn stattdessen ein natürliches Mittel zur Verfügung steht, sollte man diesem möglichst den Vorzug geben.

Essig: seit Jahrhunderten erprobt

Es gibt Essig, seit die Menschen erfahren haben, dass alkoholhaltige Flüssigkeiten wie Traubenwein oder Apfelmost, wenn man sie eine Zeitlang offen stehen lässt, sauer werden. Bereits aus biblischer Zeit existieren Überlieferungen, aber Essig ist mit Sicherheit noch älter.

Nahezu alle frühen Kulturvölker – Ägypter, Perser, Inder, Chinesen, Phönizier, Griechen und Römer – schätzten ihn. Mit seiner Hilfe wurden Speisen gewürzt, Fleisch, Fisch, Obst und Gemüse haltbarer gemacht, diente zudem als durststillendes und keimtötendes Getränk sowie als Arzneimittel.

Die alten Kulturen

Von den Babyloniern ist bekannt, dass sie Wild in Dattelessig einlegten. Die Marinade machte das Fleisch zarter, und es verdarb auch nicht so schnell. Aus Babylon stammen die ältesten Zeugnisse einer kommerziellen Essigerzeugung, die etwa um das Jahr 3000 v. Chr. einsetzte. Bei den Phöniziern galt Shekar, ein verdünnter Apfelessig, als das Alltagsgetränk der einfachen Leute.

Die alten Ägypter beherrschten das Brauen alkoholischer Getränke ebenfalls und waren dadurch auch mit der Entstehung von Essig vertraut. Jedenfalls haben sie neben Wein auch Essig im großen Stil hergestellt. Die vornehmen Römer pflegten bei ihren Festtafeln stets verschiedene Sorten ägyptischen Importessigs aufzutragen. Die Bauern und Handwerker am Nil begnügten sich vor über 4000 Jahren dagegen mit Hequa, essigsaurem Bier, das aus einer rötlichen Gerstenart gebraut wurde. Es war nicht nur säuerlich – wie beispielsweise Cidre –, sondern deutlich essigsauer, wie dem griechischen Geschichtsschreiber Herodot auffiel.

Ein Antibiotikum ist ein Stoffwechselprodukt von Kleinstlebewesen, hier der Essigbakterien, das wirksam zur Bekämpfung anderer (schädlicher) Kleinstlebewesen eingesetzt wird.

Ein allumfassendes Heilmittel

In den großen Zeiten der Griechen und Römer hatte Essig im Medizinschrank immer seinen festen Platz. Essig war praktisch das erste Antibiotikum der Antike, ein auf Erfahrung beruhendes Heilmittel. Man verwendete ihn äußerlich zur Wunddesinfektion und bei Entzündungen aller Art. Essigdämpfe schienen geeignet, um Husten, Halsweh, Erkältungen und Atembeschwerden zu kurieren. Die Mediziner der römischen Antike verordneten das Trinken von Essigwasser bei Fieber, Verdauungsproblemen und zur inneren Reinigung. Mit Essigumschlägen wurden auch Prellungen, Blutergüsse, Insektenstiche, Verätzungen durch Quallen und sogar Schlangenbisse behandelt. Für den römischen Arzt Galenus (129 – 199 n. Chr.) war Essig ein Allheilmittel, das er auch bei Wetterfühligkeit, Darmproblemen, Halsschmerzen und Husten einsetzte.

Posca und *Potus* bei den Römern

Sauer gewordener Wein, versetzt mit Kräutern oder Gewürzen, war im Römischen Reich ein alltägliches Getränk. Die Bezeichnung dafür war *Posca* oder *Potus*. Die römischen Legionäre einschließlich ihrer Heerführer mussten ihr Trinkwasser immer mit Posca mischen. Denn das Wasser war nur selten einwandfrei und sollte dadurch gereinigt werden. Der Essig überdeckte auch den oft unguten Geschmack der Trinkvorräte.

Es ist nicht zuletzt auf die großen Bestände an Sauerwein zurückzuführen, dass auf den Feldzügen von Julius Caesar, Marcus Antonius oder Kaiser Augustus todbringende Seuchen nicht überhandnahmen. Nur mit Essig konnte man damals gegen viele Arten von Krankheitserregern vorgehen.

Hippokrates von Kos (460 – 375 v. Chr.), der berühmte »Ärztevater«, kühlte und desinfizierte Wunden mit Essigverbänden. Außerdem setzte er Essig wirkungsvoll bei Atembeschwerden, Mundgeruch und Verdauungsproblemen ein.

Angeblich sprengte der karthagische Feldherr Hannibal (246 – 183 v. Chr.) bei seiner winterlichen Alpenüberquerung hinderliche Felsbrocken unter Zuhilfenahme von heißem Essig. Auch im Alten und im Neuen Testament werden Wein, Apfelwein, Bier und daraus gewonnene Essige öfters erwähnt. Aus dem Buch Ruth wissen wir beispielsweise, dass es üblich war, einen Krug mit Essig auf den Tisch zu stellen, in den die Brotstücke getunkt wurden. Wir begegnen dieser Sitte wieder bei speziellen Gefäßen, die mit aromatisiertem Essig gefüllt waren und die in griechischen und römischen Haushalten stets bereitstanden, um das Brot damit zu befeuchten.

Saurer Feigenessig

Grundstoff des in Rom gebräuchlichen *Aceto* waren Trauben, Feigen und eine bestimmte Gerstenart. L. J. M. Columella berichtete im 1. Jahrhundert n. Chr. in *De re rustica*, dem bedeutendsten Werk über Ackerbau und Hauswirtschaft jener Zeit, ausführlich über die Essigbereitung im alten Rom. Beliebt war schon damals die süßsaure Kombination von Essig mit Honig sowie das Veredeln mit Gewürzen, Orangen- oder Rosenblüten, Feigen, Estragon oder anderen Kräutern.

In der ältesten Rezeptsammlung *De re coquinaria* von Marcus Gavius Apicius, zehn Bände, die zu Zeiten des Kaisers Tiberius (14 – 37 n. Chr.) verfasst wurden, sind zahlreiche Rezepte mit Essig überliefert. Nach römischer Sitte legte man Gemüse, Fisch, Austern, Muscheln und Eier gerne in Essig ein. Bratfisch hat man durch Übergießen mit Essig haltbar gemacht. Und statt, wie heute üblich, frischen Fisch auf Eis zu legen, hat man ihn damals für den Transport an seinen Bestimmungsort mit Zucker und Essig bedeckt. Nach Einschätzung des französischen Essigexperten Antoine Parmentier »existiert keine Abhandlung über Haushaltungskunst, die nicht des Essigs erwähnte«.

Wie die Mär von der Schädlichkeit des Essigs entstand

Eine herausragende Errungenschaft der römischen Zivilisation war bekanntlich ein ausgeklügeltes System von Wasserleitungen, von Aquädukten, Kanälen und Rohren, die sich bereits in vorchristlicher Zeit in Betrieb befanden. Allein in der Stadt Rom waren Rohrleitungen von circa 400 Kilometern Länge verlegt. Sie bestanden überwiegend aus dem heute als giftig bekannten Blei. Mit ihrem Trinkwasser nahmen viele Römer jeden Tag möglicherweise ein Quäntchen dieses Schwermetalls auf.

»Giftige« Gefäße

Bei den Patriziern gesellte sich zur Schädlichkeit der Bleiwasserrohre noch eine weitere Giftquelle: Ihre Töpfe, Pfannen und Trinkbecher waren aus Metall mit einem sehr hohen Bleianteil gefertigt. Außerdem verwendeten sie

info

Bei keramischen Gefäßen auf gute Qualität achten! Zweifelhafte Importware lieber nicht kaufen, wenn man sie für saure Lebensmittel oder für die Aufbewahrung von Essig vorgesehen hat. Saure Flüssigkeiten, vor allem Essig, nur in Gefäße aus Glas oder Porzellan füllen.

wertvolle Keramikgefäße, die im Gegensatz zum billigen Steingut des einfachen Volkes mit aufwändigen Bleiglasuren verziert waren. Alle Säuren jedoch – wie Frucht-, Wein- oder auch Essigsäure –, haben die Eigenschaft, Metalle aus ihren Verbindungen zu lösen. So vergrößerte die Vorliebe der Römer für saure Speisen das möglicherweise ohnehin aufgenommene Bleiquantum noch zusätzlich. Mit einem speziellen leicht sauren Honig veredelten sie beispielsweise viele Speisen. Eines ihrer Lieblingsdesserts war mit diesem Honig konserviertes saures Obst. Oder mit *Defrutum*, einem meist in Töpfen aus bleihaltigem Metall eingekochten und eingedickten säuerlichen Traubenmost, versetzten sie Breie und Soßen und sogar den Wein, um ihn haltbarer zu machen. Beliebt war auch ein saurer Glühwein, der die Kälte vertreiben sollte.

Die Römer ahnten nicht, dass alles Saure in bleihaltigen Vorratsbehältern aufgrund seiner bleilösenden Eigenschaften eine nicht unerhebliche Dosis Blei beziehungsweise Bleichlorid enthalten konnte. So litten viele angeblich unter Abgeschlagenheit, Muskelschwäche, vorzeitiger Abnahme der Intelligenz sowie gehäuft auftretender Kinderlosigkeit – vor allem in der römischen Oberschicht. Heute geht man vielfach davon aus, dass dies Anzeichen einer Bleivergiftung waren, die damals fälschlicherweise einer noch unbekannten Krankheit oder Seuche zugeordnet wurden.

Ironie des Lebens: Die einfachen Leute, die sich das teure Geschirr mit den Bleiglasuren nicht leisten konnten, blieben von diesen Malaisen oftmals verschont.

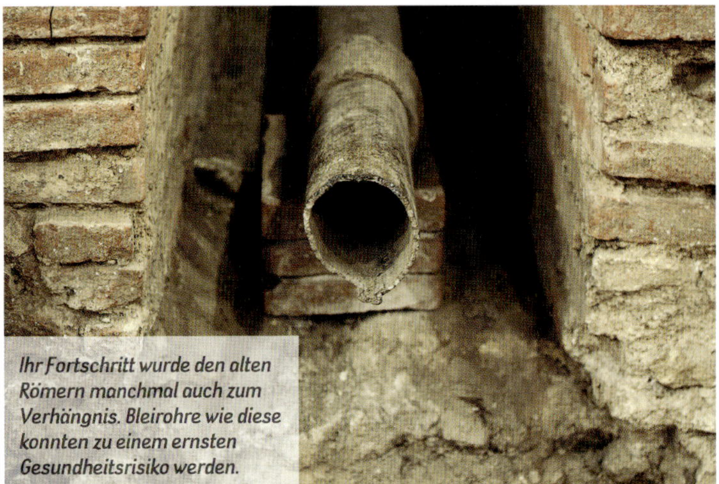

Ihr Fortschritt wurde den alten Römern manchmal auch zum Verhängnis. Bleirohre wie diese konnten zu einem ernsten Gesundheitsrisiko werden.

Ein überholter Irrglaube

Im Lauf der Jahrhunderte wurde ein Zusammenhang zwischen sauren Speisen und Getränken und diesen Krankheitsanzeichen durchaus hergestellt. So kam es zu der Mär von der Schädlichkeit des Essigs. Wobei – wohlgemerkt – die Essigsäure giftige Substanzen aus einem Behälter zu lösen vermag, während Essig selbst aber keinesfalls schädlich, sondern – bei richtiger Anwendung – ausschließlich nützlich ist. Und obwohl seine Unschädlichkeit inzwischen wissenschaftlich zweifelsfrei bewiesen ist, spukt der alte Irrglaube in manchen Köpfen noch immer herum.

Die würzkräftige Küche des Mittelalters und der Neuzeit

In der europäischen Küche des Mittelalters war Essig neben Salz und Senf eines der Hauptgewürze, zudem die stärkste bekannte Säure. Insbesondere Saucen enthielten reichlich Essig. Man gab ihn aber auch in Breie und Suppen, wovon sich die einfachen Leute hauptsächlich ernährten. So wissen wir von einer stärkenden Morgensuppe, die neben saurer Milch und Mehl auch noch Essig enthielt. Die großzügige Verwendung der sauren Würze machte die Speisen haltbarer, fettes Fleisch und schwere Getreidegerichte außerdem bekömmlicher. Nicht zuletzt wurden, vor allem bei Fleisch und Wildbret, mangelnde Frische und erste Anzeichen von Verderbnis schlichtweg mit Gewürzen »übertüncht«, was in einer Zeit ohne technische Kühlung oder andere heute übliche Methoden des Konservierens natürlich sehr oft nötig war.

Wegen fehlender Kühlmöglichkeiten wurde Essig so oft es ging als Konservierungsmittel eingesetzt. Der Zusatz von zahlreichen Gewürzen und Kräutern gab zusätzlich Geschmack.

Unmäßiger Essigverbrauch

Auch war es üblich, Essig mit vielen Aromastoffen – Knoblauch, Senf, Honig, Veilchenblüten, Kräutern und Gewürzen – zu versetzen. Es wurde so viel Essig verwendet, dass Essigträger ihn in großen Holzfässern auf Karren »frei Haus« lieferten. Zwei Drittel aller mittelalterlichen Rezepte sollen auf der

Basis von Essig verfertigt worden sein. Im Jahr 1190 hat Hartmann von Aue diese Vorliebe in der Dichtung *Iwein*, über eine Figur aus der Artussage, mit den Worten festgehalten: »Ihm war der Pfeffer teuer, das Salz und der Essig«.

Schon Hildegard von Bingen fühlte sich im 12. Jahrhundert, als sie die Verwendung des Essigs für die Gesundheit pries, zu der Einschränkung bemüßigt, »er sollte Gerichten solcherart beigegeben werden, dass er ihnen nicht den Geschmack nimmt«. Ansonsten schätzte sie die saure Flüssigkeit als Verdauungshilfe und zur Wundbehandlung.

Krafttrunk der Samurai

Auch im fernen Osten, in Japan, setzten die mittelalterlichen Schwertritter, die Samurai, auf Essig als Fitmacher. Ihre Kraftquelle hieß *Tamago-su*, Reisessig, in den ein Ei samt Schale gegeben wurde. Da, wie jeder nachprüfen kann, Essigsäure Kalk zersetzt, war die Eierschale binnen Tagen restlos aufgelöst. Zum Schluss verquirlte man das Eiweiß und das Eigelb im Essig und genoss täglich ein paar Schluck davon – und zwar möglichst heiß.

Erstaunlich, dass die positive Wirkung von Apfelessig erst in letzter Zeit wiederentdeckt wurde. Denn über seine Heilkraft und die vielfältigen Einsatzmöglichkeiten weiß man schon seit Jahrtausenden Bescheid.

Essig schützt effektiv vor Ansteckung

In der Heilkunst der Neuzeit traute man dem Essig so viel zu, dass ihm magische Wirkungen nachgesagt wurden. Der große Naturwissenschaftler Leonardo da Vinci (1452 – 1519) schrieb in *Bestiarius* über die Zikade: »... werde sie in Öl geworfen, so müsse sie augenblicklich ihr Leben lassen, werde aber wieder lebendig, wenn man sie in Essig setze«. Auch wenn Essig die Lebensgeister zu wecken vermag, wird er – bei allem Respekt vor da Vinci – ein totes Insekt wohl kaum mehr ins Leben zurückbringen.

Hilfreich bei der Krankenpflege

Trotzdem erwies sich Essig bis weit über das Mittelalter hinaus nahezu als Allroundtalent in der Gesundheitspflege. So war es früher beispielsweise Usus, bei Seuchen alles, womit der Kranke in Berührung kam, mit Essig abzureiben, auch medizinische Geräte und natürlich den Patienten selbst. Die Erfahrung hatte gezeigt, dass dies die Ansteckungsgefahr deutlich verringerte. Bei der häufig auftretenden Schwindsucht stellte man im Krankenzimmer Schalen mit reinem Essig auf, um eine Übertragung auf das Pflegepersonal zu verhindern. Vornehme Besucher hatten in so einem Fall immer ein Silberdöschen mit kleinen Löchern bei sich, sogenannte Vinaigrettes, in denen essiggetränkte Schwämmchen oder Tüchlein steckten. (*Vinaigre* = franz. für Sauerwein oder Essig). Damit man sich bei dem maladen Angehörigen nicht ansteckte, schnupperte man ab und zu daran. Später wurden mit purem oder aromatisiertem Essig gefüllte Riechfläschchen in jeder Damenhandtasche mitgeführt. Wenn Madame das Bewusstsein verlor, etwa weil sie zu eng geschnürt war, brachte der saure Geruch ihre Lebensgeister rasch zurück. Die Französin Madame de Sévigné (1626 – 1696) gab ihrer Tochter folgenden Rat mit auf den Lebensweg: »Halte stets die Moral fest in den Händen und das Riechfläschchen mit Essig angefüllt unter die Nase, um niemals im Leben Schiffbruch zu erleiden«.

Obwohl die Pest ausgerottet ist, existiert sie immer noch im Bewusstsein der Menschen und gilt als die schlimmste Krankheit der Geschichte. Während der großen Epidemie von 1347 – 1351 starb ein Drittel der gesamten Bevölkerung des damaligen Europa. Bekannt ist die Pest aber schon aus der Bibel, auch der römische Kaiser Marc Aurel fiel möglicherweise dieser Krankheit, die auch »der schwarze Tod« genannt wird, zum Opfer.

Pestschutz mit »Vier-Räuber-Essig«

Als zu Beginn des 18. Jahrhunderts die Pest – diesmal in Marseille – wieder einmal unvorstellbar viele Opfer forderte, verlegten sich tollkühne Diebe darauf, gerade die Häuser auszuplündern, deren Bewohner soeben an der Seuche gestorben waren. Damit sie sich nicht ansteckten, kreierten sie einen mit insgesamt 17 Kräutern, Gewürzen und Blüten stark gewürzten Essig, spülten sich damit den Mund aus und rieben sich von Kopf bis Fuß damit ein.

Aktenkundig ist, dass diese Maßnahme fruchtete und viele von ihnen die Pest überlebt haben. Allerdings wurden vier dieser »Essigdiebe« ertappt und schließlich dem Kadi vorgeführt. Was mit ihnen geschah – ob sie gehängt oder aufgrund ihrer »Singbereitschaft« begnadigt wurden – darüber findet man in den Quellen unterschiedliche Aussagen. Jedenfalls kam ihr lebenserhaltender Essig vor Gericht zur Sprache, der dann als »Vier-Räuber-Essig« in den Handel

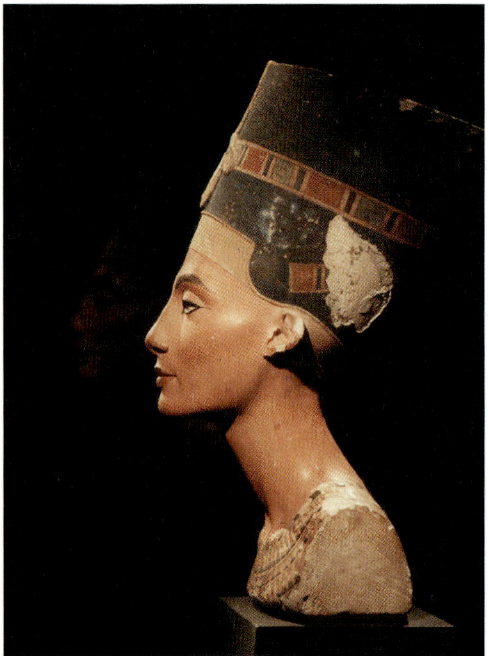

War der Essig für Nofretetes vollkommenen Teint verantwortlich?

gelangte und in Frankreich und neuerdings auch in Deutschland wieder hergestellt wird. Er ist mit Honig, Kalmuswurzel, Lavendel, Macis (Samenmantel der Muskatnuss), Rosmarin, Zimt, Vanille, Kampfer, Pfefferminze, Orangenblüten, Muskatnuss und Kümmel aromatisiert und verleiht Tomatensaucen sowie Wild- und Fischgerichten eine exquisite Note (Bezugsquelle: Vier-Räuber-Balsam vom Weinessiggut Doktorenhof in 67482 Venningen, Raiffeisenstraße 5).

Zwar hatte die Wundversorgung mit Essig in früheren Zeiten eine herausragende Bedeutung, doch auch in der Haut- und Körperpflege kommt er seit jeher zum Einsatz. Von Nofretete bis Lucrezia Borgia schätzte die Damenwelt die straffende und belebende Wirkung des Essigs als Badezusatz, für Haarspülungen, in Cremes, Packungen und Lotionen sehr.

Im Kriegslazarett und bei der Marine

Bis ins 20. Jahrhundert hielt sich die Gepflogenheit, Wunden mit Essigwasser zu reinigen, bevor man einen Verband anlegte. Das schützte vor Wundbrand und war ein vorzüglicher Ersatz, wenn andere Desinfektionsmittel knapp waren, beispielsweise infolge eines Krieges. Bis vor etwa 200 Jahren wurde ein Großteil der Essigproduktion für solche Wundversorgungen, zu Heilzwecken oder für die Herstellung von Arzneien genutzt.

Noch im 19. Jahrhundert gab es bei der Marine die offizielle Verordnung, dass immer ein beträchtlicher Vorrat an Essig mit an Bord sein musste.

Essig als Putz- und Desinfektionsmittel

Die Matrosen schrubbten damit Decks und Kajüten keimfrei sauber, sie tranken ihn auch verdünnt zur Vorbeugung gegen Krankheiten. Daneben hatten sowohl der Schiffsarzt als auch der Schiffskoch noch vielfältige weitere Verwendungsmöglichkeiten. »Sogar die Briefe, welche aus Ländern kommen, so wegen ansteckender Krankheiten verdächtig sind, wurden in diese Säure eingetaucht«, berichtete der französische Minister und Essigexperte Antoine Parmentier in der 2. Hälfte des 18. Jahrhunderts. Er erkannte den Stellenwert des Essigs »zu allen Zeiten als das wirksamste Verhütungsmittel vor ansteckenden Krankheiten und das sicherste fäulniswidrige Mittel«. Er war überzeugt, dass »säuerliche Speisen unter gewissen Umständen sehr heilsam sind und dass ihr Gebrauch den entzündlichen Krankheiten vorbeugen könne«.

Sauer macht lustig

Essigfass und Essigkrug gehörten bis ins 19. Jahrhundert zur Standardausstattung eines jeden Haushalts. Wie Tisch- und Bettwäsche zählte der Essigkrug zur Aussteuer, er war auch ein beliebtes Hochzeits- oder Gastgeschenk. Es ist noch keine 100 Jahre her, dass in der dunklen Jahreszeit nicht Ananas, Tomaten, ja sogar Spargel die Frischemärkte belebten. Da musste im Winter aufgebraucht werden, was Hausfrau oder Gesinde im Sommer und Herbst bienenfleißig eingekellert, eingelegt und eingemacht hatte. Vieles davon verdankte seine Haltbarkeit einem kräftigen Essigsud. Dieser kostbare Vorrat an eingeweckten Früchten und Gemüse wurde nur sehr dosiert herausgegeben, damit man bis zum Frühjahr über die Runden kam.

Bei Festlichkeiten gab es Saures

Wenn es aber etwas zu feiern galt, brachten die Hausfrauen ihre kostbaren essigsauren Köstlichkeiten auf den Tisch. So wusste jeder: »Wenn es etwas Saures gibt, geht es lustig zu« und daraus entwickelte sich die bekannte Redewendung: »Sauer macht lustig«. Dass sie bis zum heutigen Tag lebendig ist, hat möglicherweise auch mit der vitalisierenden Wirkung essigsaurer Speisen und Getränke zu tun. Man bemerkt es schon nach wenigen Minuten. Der Stoffwechsel kommt auf Touren, man fühlt sich leicht und ist heiter gestimmt, sehr viel fröhlicher jedenfalls als nach einem schwer verdaulichen Essen.

Vorratshaltung war noch in der Mitte des letzten Jahrhunderts ein Problem für die meisten Menschen. Wer von den Produkten, die im Sommer geerntet worden waren, den ganzen Winter über leben musste, eignete sich früh ein Wissen an um die Rolle, die Essig bei der Haltbarmachung spielen kann.

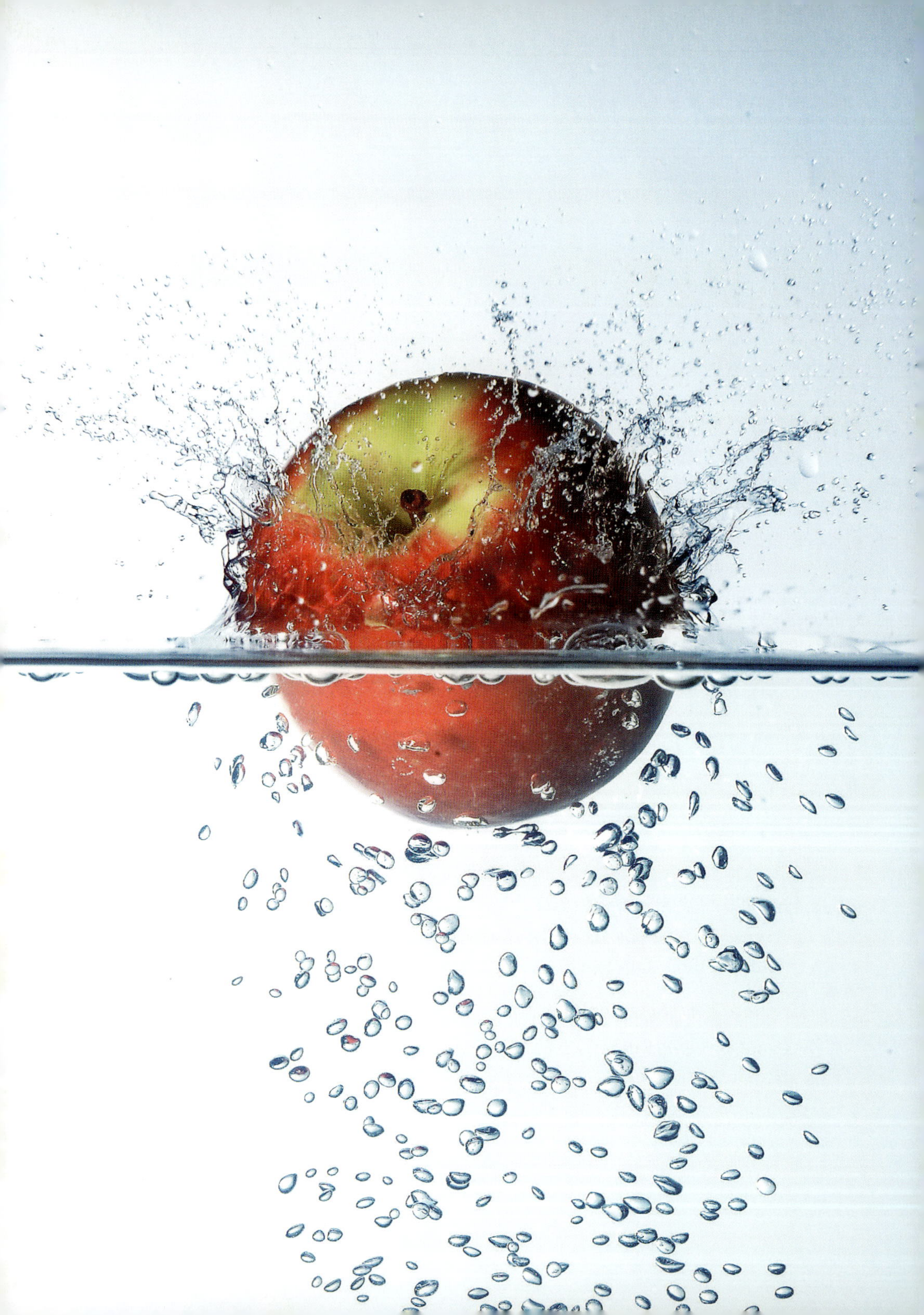

Warum Apfelessig so gesund ist

Die Kraft der Essigsäure

Apfelessig erfrischt, vitalisiert und gibt neuen Schwung. Das wissen alle, die im Rahmen einer Kur eine Zeit lang Apfelessig zu sich genommen haben. Zudem kann das saure Elixier bei einer Reihe von Beschwerden eine wertvolle Hilfe sein. Dafür sind seine Inhaltsstoffe verantwortlich, vor allem die Essigsäure und ein belebender Vitalstoffmix.

Viele Essiganwendungen, die seit der Antike mit Erfolg praktiziert werden, funktionieren wegen einer bestimmten Substanz, die in Essig enthalten ist. Das ist die Essigsäure. Erst sie macht eine Flüssigkeit zu Essig, verleiht ihr den sauren Geschmack und einen durchdringenden Geruch.

Reine Essigsäure (CH_3COOH) ist eigentlich eine stark ätzende Flüssigkeit, die bei 16 Grad Celsius zu Kristallen erstarrt. (Man spricht dann vom sogenannten Eisessig, *Acetum glaciale*.) Sie wird nur chemisch hergestellt und kommt höchstens in 25-prozentiger Verdünnung als die bekannte »Essigessenz« zum Endverbraucher. Diese ist in erster Linie für Reinigungszwecke bestimmt und darf ohne weitere Verdünnung keinesfalls verzehrt oder auf die Haut aufgebracht werden. Der Einsatz höherprozentiger Säureessige ist allein Fachleuten in Großküchen, der Konservenherstellung oder der Industrie vorbehalten. Für den Endverbraucher sind sie nicht erhältlich.

Natürliche Gärung

Essigsäure, die durch einen natürlichen Gärungsprozess in einer alkoholischen Flüssigkeit wie Wein oder Apfelwein entstanden ist, kann niemals bedenkliche Konzentrationen erreichen. Der höchste Prozentsatz an Säure, der sich dabei bilden kann, liegt bei circa 12 Prozent. Mehr ist nicht möglich, da

Die natürliche Essigsäure des Apfelessigs

- *tötet Bakterien, Pilze und andere Mikroorganismen*
- *wirkt stoffwechselanregend*
- *verbessert die Produktion von Speichel und Verdauungsenzymen*
- *verbessert die Bioverwertbarkeit von metallischen Mineralien wie Kalzium, Kalium oder Eisen*
- *ist leicht verdaulich*
- *dämpft die Lust auf Süßes*
- *hilft beim Entleeren von Fettzellen*
- *wirkt durchblutungsfördernd*
- *stärkt die Darmgesundheit*
- *aktiviert Immunkräfte*
- *macht Fleischgerichte mürbe*
- *löst Kalk*
- *bekämpft unangenehme Gerüche*

die winzigen Essigbakterien, die den Alkohol umwandeln, keinen höheren Säuregehalt überstehen. Im Normalfall enthält ein Speiseessig aber nur fünf oder sechs Prozent Säure. In dieser Konzentration, so zeigt die Erfahrung von jeher, ist Essigsäure ein echter Segen für uns Menschen. Dies gilt auch für Apfelessig, den man in der eigenen Küche angesetzt hat. Sollte er überhaupt einen Säuregehalt von fünf Prozent erreichen, kann man als Anfänger in puncto Essigmachen höchst zufrieden sein. Immerhin gab es früher, als man die biochemischen Vorgänge bei der Essiggärung noch nicht verstand, das geflügelte Wort: »Das ist das Geheimnis der Essigfabrikanten«. Was im Dunkeln bleiben oder niemand wissen sollte, wurde mit diesem Spruch belegt, weil die zielgerichtete Herstellung eines guten, kräftigen Essigs vor Jahrhunderten noch wie ein Geheimnis gehütet wurde.

Gesunder natürlicher Apfelessig ist ein fünfprozentiger Gärungsessig mit dem Prädikat »rein biologisch gewonnen« oder »naturvergoren«. Er sollte möglichst trüb sein. Im Handel gibt es dafür die Bezeichnung »naturtrüber Apfelessig«. »Obstessig« ist zwar auch fast immer aus Äpfeln gemacht, jedoch meistens klar und daher weniger inhaltsreich.

Bevor Alexander Fleming im Jahr 1928 das Penicillin zur Bakterienbekämpfung entdeckte, waren äußerliche Essiganwendungen und das Gurgeln mit Essig die einzigen Mittel gegen Infektionskrankheiten.

Kennzeichnung von gesundheitlich bedenklichen Essigen

Künstlicher Essig aus reiner Essigsäure und Wasser wird Säureessig genannt. Er muss als »Essig aus Essigsäure« oder als »Essig aus Essigessenz« gekennzeichnet sein. Auch wenn guter Gärungsessig mit billigem Säureessig verschnitten wurde, muss das deklariert sein als »Hergestellt unter Zusatz von Essigsäure/Essigessenz«.

- *»Branntweinessig« ist zwar auch ein Gärungsessig, wird aber aus minderwertigem Wein, Zuckerrüben oder Kartoffeln hergestellt und gilt als unterste Qualitätsstufe eines Gärungsessigs.*
- *»Tafelessig« besteht aus einer Mischung von Branntweinessig und Weinessig.*

Keimtötende Wirkung

Spreewaldgurken in einer feinen Marinade aus Essig und Gewürzen oder andere essigsauer eingelegte Gemüse wie Maiskölbchen oder Silberzwiebeln sind sehr beliebt und fehlen heutzutage in keiner guten Küche. Monatelang halten sich diese Speisen in ihrem sauren Sud, ohne zu verderben, in geschlossenen Gefäßen tatsächlich sogar jahrelang. Normalerweise werden sie vor dem Abfüllen erst einmal erhitzt, um Pilzsporen, Bakterien oder anderen schädlichen Kleinstlebewesen den Garaus zu machen. Ihre extrem lange Haltbarkeit verdanken sie aber auch der Konservierung im Essig, was die Mikroben dann auf Dauer fernhält.

Intuitiver Einsatz

In historischer Zeit wussten die Menschen noch nichts von den Mikroorganismen, die Nahrungsmittel verfaulen und schlecht werden lassen. Sie kannten auch die bakteriellen Erreger für entzündliche Erkrankungen oder

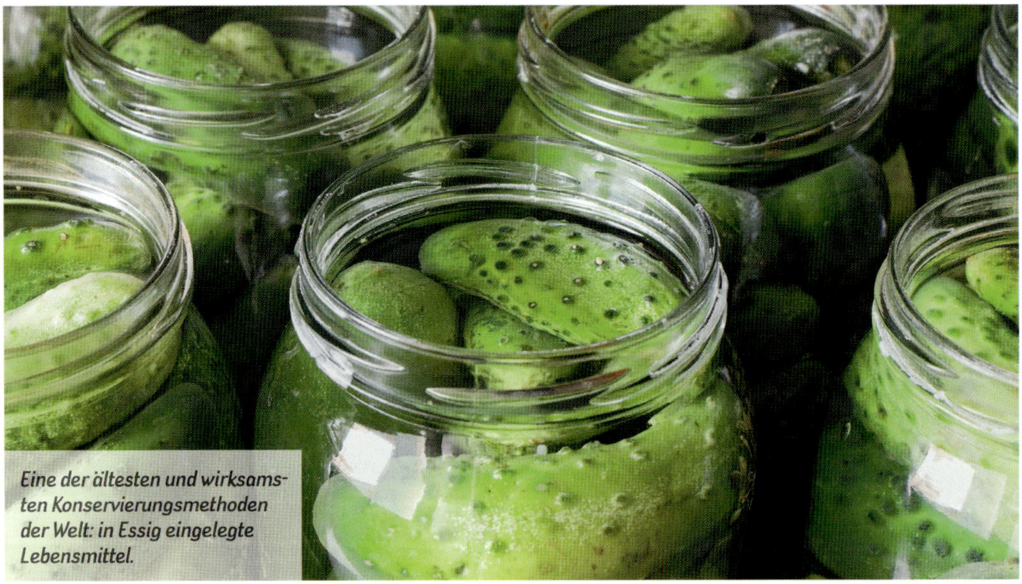

Eine der ältesten und wirksamsten Konservierungsmethoden der Welt: in Essig eingelegte Lebensmittel.

Wundbrand nicht. Aber sie wussten aus Erfahrung, dass in Essig eingelegte Gemüse- oder Fleischteile haltbarer wurden und dass mit Essig gereinigte Wunden sich nicht so leicht entzündeten oder mit Essig bepinselte Furunkel schneller abheilten. Intuitiv nutzten sie die keimtötende Wirkung der Essigsäure als Reinigungs- und Konservierungsmittel oder zum Desinfizieren.

Kampf den Mikroben

Erst der Forscher Louis Pasteur (1822 – 1895) kam der eigentlichen Ursache vieler Erkrankungen und dem Verderb von Nahrungsmitteln auf die Spur. Es sind mikroskopisch kleine Lebewesen, die Mikroben, die das Unheil anrichten. Pasteur erfand daraufhin nicht nur Schutzimpfungen gegen Infektionskrankheiten wie Milzbrand oder Tollwut, sondern auch das »Pasteurisieren« von Lebensmitteln, das Erhitzen zum Abtöten der unerwünschten Keime.

Seither versteht man auch die segensreichen Wirkungen des Essigs beziehungsweise seiner Säure. So können zum Beispiel Fäulnisbakterien, die es auf Fleischwaren abgesehen haben, oder krank machende Keime wie Staphylokokken in essigsaurem Milieu nicht existieren und sterben dort ab. Somit machte es Sinn, dass man schon vor Jahrhunderten Krankenzimmer mit Essig desinfizierte und damit das Ansteckungsrisiko erheblich verringerte.

Bei schweren Erkrankungen immer zum Arzt

Doch auch wenn die desinfizierende und allgemein gesundheitsfördernde Wirkung von Apfelessig außer Frage steht, gehören Menschen mit ernsten Infektionskrankheiten wie Masern oder Malaria selbstverständlich immer in ärztliche Behandlung. Von einer Selbstmedikation mit Apfelessig ist in solchen Fällen dringend abzuraten! Wahrscheinlich ist allerdings, dass, wie im früheren Krankenhausgebrauch auch, durch Essigdämpfe und äußere Essiganwendungen eine Infektionsgefahr deutlich gesenkt werden könnte.

Pasteur entdeckte nicht nur Krankheitserreger und Fäulnisbakterien, sondern auch die Mikroorganismen, die Alkohol zu Essig vergären. Er dachte jedoch noch nicht an Bakterien, sondern fälschlicherweise an winzige Pilze. So erklärte er sich zumindest, warum bei der Gärung Sauerstoff verbraucht wird, was bis dahin ein Rätsel war. Pilze müssen atmen, wie andere Lebewesen auch.

info

Der Konsum von Apfelessig führt nicht zu einer Übersäuerung des Organismus, wie manchmal vermutet wird. Die Essigsäure wird im Rahmen des Zellstoffwechsels zu Kohlendioxid und Wasser verbrannt. Beides wird anschließend problemlos ausgeschieden. Zurück bleiben nur die alkalisch wirkenden Mineralstoffe, die Säuren neutralisieren helfen.

Mit Essigschwaden gegen Lungenleiden

Schon vor Jahrhunderten war bekannt, dass Essigmacher, die oft den sauren Dämpfen oft ausgesetzt waren, kaum ansteckende Atemwegserkrankungen bekamen. Auch heute noch nutzt man die luftreinigende Wirkung von Essigdämpfen bei chronischen Lungenkrankheiten, unter anderem in einer Privatklinik in Edenkoben, die zum Weinessiggut Doktorenhof in Venningen gehört. Dort halten sich Patienten mit Lungenemphysem, Asthma bronchiale und anderen Leiden der Atemwege täglich eine halbe Stunde lang in einer Luft auf, die mit Dämpfen spezieller Gärungsessige angereichert ist. Solche ernsten Erkrankungen können so zwar nicht geheilt, aber damit verbundene Beschwerden auf natürliche Weise deutlich gelindert werden. Die sauren Dämpfe aktivieren die Durchblutung in den feinen Verästelungen der Lunge und helfen kräftig bei der Schleimlösung. Außerdem wird zusätzlichen Infektionen vorgebeugt, indem die Krankheitserreger in der Luft und in den Bronchien abgetötet werden.

Dampfbäder für den Hausgebrauch

Für den Hausgebrauch kann man diese professionelle Vorgehensweise ebenfalls nutzen, indem man bei Erkältungen, Husten, Bronchitis oder Heiserkeit einfach Inhalationen mit den Dämpfen von erhitztem Apfelessig macht. Wie wissenschaftliche Untersuchungen zeigten, bedarf es dazu nur gerin-

Effektiv gegen Keime

- ***Essigsäure in ganz normalem Apfelessig tötet Tuberkelbazillen ab.***
- ***In 25 Minuten vernichtet Essig mit lediglich 2 Prozent Säure Staphylokokken. Das sind Eitererreger, die zum Beispiel Furunkel hervorrufen.***
- ***Essigsäure in gasförmigem Zustand (verdampfender Essig) in der schwachen Konzentration von nur 0,1 bis 0,2 Gramm auf 1 Kubikmeter Luft zerstört pathogene (krank machende) Keime auf Gazestreifen binnen 24 Stunden.***

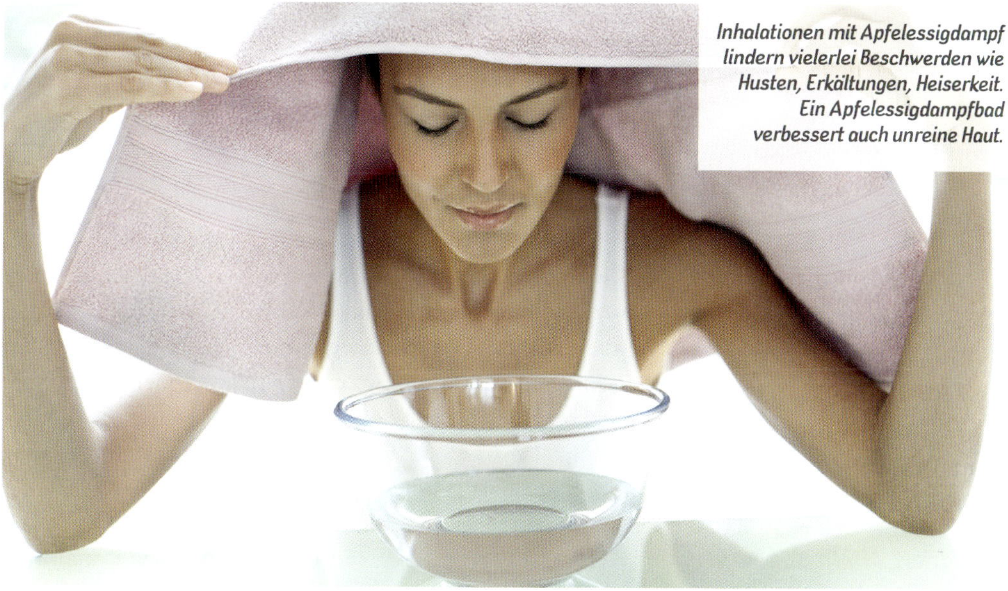

Inhalationen mit Apfelessigdampf lindern vielerlei Beschwerden wie Husten, Erkältungen, Heiserkeit. Ein Apfelessigdampfbad verbessert auch unreine Haut.

ger Säurekonzentrationen im Dampf. Normaler Apfelessig kann für diesen Zweck wenigstens 1:1 mit Wasser verdünnt werden.

Mund und Rachen desinfizieren

Sicherlich verfügen wir heute über ein reichhaltiges Arsenal an Mundwässern und Desinfektionsmitteln für den Rachen, die uns die meiste Zeit über vor unliebsamen Krankheitserregern schützen. Trotzdem kann es nicht schaden, es gelegentlich auch einmal mit den guten alten Essigspülungen beziehungsweise dem Gurgeln mit verdünntem Apfelessig zu versuchen, vor allem natürlich in der Erkältungszeit. Die keimtötende Wirkung der Essigsäure kann da sehr hilfreich sein. Zumal nicht jeder Erreger von jedem Mittel gleichermaßen in die Flucht geschlagen wird. Man denke nur an eine Untersuchung der Stiftung Warentest, die einer Reihe von desinfizierenden Lutschtabletten gegen Halsschmerzen weitgehende Wirkungslosigkeit bescheinigte. Darunter waren recht bekannte Präparate, die allesamt ein Vielfaches von einem Fläschchen Obstessig kosten. Auch gegen Bakterien, die Zahnfleischentzündungen auslösen, kann man mit Essigspülungen durchaus etwas ausrichten. Dabei ist allerdings zu beachten, dass Essigsäure Kalk löst, was sich längerfristig ungünstig auf den Zahnschmelz auswirken könnte. Deshalb muss man sich nach einer solchen Spülung immer die Zähne putzen.

Neben regelmäßigem und gründlichem Zähneputzen leisten Spülungen mit Apfelessig einen wertvollen Beitrag zur Mundhygiene.

Vielfältige äußerliche Anwendungen

Die desinfizierende Kraft der Essigsäure eröffnet eine breite Anwendungspalette für äußerliche Behandlungen, die in der Regel alle schon sehr lange bekannt sind. Auch wenn man früher nicht wusste, warum sie funktionieren, schätzte man sie doch aus Erfahrung. Immer, wenn es galt, unerwünschte Keime abzutöten, konnte man sich mit Essig helfen. Das gilt bei Hautunreinheiten, Furunkeln, Akne, Entzündungen oder Wunden. Auch bei Insektenstichen sowie im Kampf gegen Läuse oder Pilzbefall nützt der Einsatz der sauren Flüssigkeit.

tipp

Gönnen Sie sich einmal eine Massage mit Apfelessig. Rühren Sie 1 Esslöffel in 1 Glas Wasser ein und reiben Sie damit Ihren ganzen Körper ab. Das reinigt, desodoriert, strafft und verjüngt die Haut. Der schwache Essiggeruch verfliegt sehr rasch.

Obwohl wir heute für die meisten Zwecke bessere Mittel haben, so zeigen die zahlreichen verschiedenen Anwendungsmöglichkeiten doch die erstaunliche Vielfalt von so etwas Einfachem wie Obstessig. Und in dem einen oder anderen Fall kann man sich nach wie vor damit behelfen und zwar auf extrem kostengünstige Weise.

Darmgifte neutralisieren

Wer regelmäßig einen Apfelessigcocktail zu sich nimmt, stellt mitunter schon nach ein paar Tagen einen Rückgang von Blähungen, Stuhlgerüchen und allgemeinen Verdauungsbeschwerden fest. Die heilkundige Äbtissin Hildegard von Bingen (1098 – 1179) beschrieb diese Beobachtung mit den drastischen Worten: »Essig reinigt das Stinkende im Menschen und sorgt dafür, dass sein Essen den rechten Weg geht.« Der Grund für diesen Effekt kann einmal mehr in der keimtötenden Wirkung der Essigsäure gefunden werden.

Mit radioaktiven Markierungen ist es den Wissenschaftlern F. Medzihradsky und W. Lamprecht gelungen, den Weg von verzehrtem Essig durch unseren Organismus genau zu verfolgen. So wissen wir, dass die Essigsäure nicht etwa im Magen zersetzt wird, wie manchmal vermutet, sondern wirklich in den Darm gelangt, später ins Blut und so fort. Und im Darm entfaltet sie aller Erfahrung nach – wie überall sonst auch – ihre zersetzende Wirkung, insbesondere gegenüber Fäulnisbakterien. Ein eventuell durch falsche Ernährung schon »faul« gewordenes Darmmilieu wird positiv beeinflusst, was sich wohltuend auf den ganzen Organismus auswirkt.

Folgen verhängnisvoller Fehlernährung

Solche unerwünschten Störenfriede in unserem Darmmilieu gehen oft auf ein Zuviel vom sogenannten »guten Leben« zurück. Wenig Bewegung und dafür reichlich Alkohol, viel fette Kost und ballaststoffarme Leckereien schwächen mit der Zeit die *Peristaltik*, die Muskelbewegungen des Darms. Das Verdauungsorgan wird dadurch träge und bietet zwischen seinen unzähligen mikroskopisch kleinen Darmzotten zunehmend Nischen, in denen schlecht verdaute Speisereste hängen bleiben. Dort sammeln sich solche Fäulnis verursachenden Kleinstlebewesen an, die toxische Stoffwechselprodukte ausscheiden. Auch unerwünschte Gärungsprozesse treten auf, und es kann zu Entzündungen und regelrecht giftigen Verhältnissen im Darm kommen, die letztlich den gesamten Menschen beeinträchtigen. Mediziner sprechen dann von einer »intestinalen Autointoxikation«, einer Selbstvergiftung aus dem Darm heraus. Erste Anzeichen dafür können häufige Durchfälle oder Verstopfungen sein, Magenbeschwerden, Leibschmerzen, Blähungen, Krämpfe. Mit der Zeit stellen sich dann auch Fernwirkungen ein, die von Verstimmungen, Kopfschmerzen, Schweißausbrüchen, Hautproblemen, Gliederschmerzen bis hin zu einer Schwächung des Immunsystems reichen können.

Da kann eine Essigkur unter Umständen hilfreich sein. Die damit zu erzielenden Veränderungen im Darmmilieu wirken sich alsbald positiv auf den gesamten Organismus aus, und man kann sich wieder rundum wohlfühlen.

Den Stoffwechsel aktivieren

Apfelessig regt unseren Stoffwechsel an, was nicht nur der Darmgesundheit zugutekommt, sondern insgesamt belebt und kräftigt. Bekanntlich lässt einem schon der Gedanke an sauren Essiggeschmack und das Aroma frischer Äpfel das Wasser im Mund zusammenlaufen. Damit trägt der Apfelessig zu einer vermehrten Speichelproduktion bei. Im Speichel sind sogenannte Amylasen enthalten, Enzyme, die wir für die Zersetzung von Stärke- und Zuckermolekülen in für den Organismus verwertbare Einfachzucker brauchen. Darum ist der Spruch »Die Verdauung beginnt bereits im Mund« auch absolut treffend. Ohne diese Enzyme könnten wir die Kohlenhydrate in unserer Nahrung nicht richtig umsetzen.

Die Essigsäure bringt aber nicht nur den Speichelfluss in Gang, sondern die Verdauungssäfte insgesamt, wie der Naturforscher Iwan Petrowitsch Pawlow (1849 – 1936) nachweisen konnte. Dabei sind im Bauchspeichel, der an den Dünndarm abgegeben wird, Enzyme wie Trypsin zur Eiweißverwertung oder Fett aufspaltende Lipasen zu finden. Eine Anregung dieser Verdauungshilfen macht alles bekömmlicher und besser verwertbar. Essig hilft unserem Stoffwechsel in entscheidenden Punkten, unter anderem bei der lebenswichtigen Nährstoffverarbeitung.

Der griechische Arzt Hippokrates wusste schon vor 2500 Jahren: »Alles Übel wohnt im Darm.« Und der Naturheilkundler Louis Kuhne (1835 – 1901) war überzeugt: »Verdauungsschwäche ist die Mutter aller Leiden.«

Essigsäure, ein körpereigenes Produkt

Wie eng unser Stoffwechsel tatsächlich an die Essigsäure gebunden ist, zeigt sich nicht nur an der anregenden Wirkung von Apfelessig-Getränken. Essigsäure ist darüber hinaus ein körpereigenes Produkt, das unser Stoffwechselgeschehen überhaupt erst ermöglicht.

Im Jahr 1953 wurde dem Biochemiker Hans A. Krebs der Nobelpreis für Medizin verliehen. Er hatte als Erster wissenschaftlich nachweisen können, dass erstaunlicherweise fast alle Lebewesen einschließlich des Menschen innerhalb ihres Stoffwechselgeschehens größere Mengen von Essigsäure produzieren. Die saure Substanz ist also für uns absolut lebensnotwendig. Voraussetzung für Krebs' Arbeit waren die Forschungen von Feodor Lynen vom Max-Planck-Institut für Biochemie in München, dem es schon 1951 gelungen war, die im Körper hervorgebrachte Essigsäure zu isolieren. Lynen erhielt im Jahr 1964, nachdem er alle wesentlichen Vorgänge in diesem Zusammenhang geklärt hatte, ebenfalls den Nobelpreis.

Positive Forschungsergebnisse

In stark vereinfachter Form lauten die Ergebnisse dieser Forschungen: Wenn ein Mensch ein Gramm Fett verzehrt, macht der Organismus circa zwei Gramm Essigsäure daraus, um sie dann weiterzuverwerten beziehungsweise erneut umzuwandeln. Auch aus Kohlenhydraten wird bei der Verstoffwechselung Essigsäure. Kohlenhydrate in Form von Stärke werden erst in Dextrose und dann über einen Zwischenschritt in Acetaldehyd überführt. Schließlich lagert sich Sauerstoff daran an, und es entsteht wiederum Essigsäure, die dann weiterverwertet wird. Aus einem Gramm Kohlenhydraten, bilden sich so etwa 0,6 Gramm Essigsäure.

Dem deutsch-britischen Biochemiker Hans A. Krebs verdanken wir die Erkenntnisse über die Essigsäure als unverzichtbares Zwischenprodukt des Stoffwechsels fast aller Lebewesen. Die meisten biochemischen Umwandlungen von Stoffen, die sich in unserem Organismus vollziehen, werden über das Zwischenprodukt Essigsäure geleitet.

Beim Eiweißumsatz fällt etwas weniger Essigsäure an. Aus den meisten Aminosäuren werden aus einem Gramm etwa 0,3 Gramm Essigsäure zur weiteren Verarbeitung gebildet.

Im Durchschnitt dürften bei diesen Prozessen pro Tag etwa 100 Gramm Essigsäure im menschlichen Körper aufkommen. Bei besonders fettreicher Ernährung kann es aber auch mehr sein. Essigsäure ist somit gewissermaßen der Kraftstoff unseres Lebens, ohne den alles zum Erliegen käme.

Der Konsum von Essig bringt ein zusätzliches Quantum dieses wertvollen Elixiers und eine Unterstützung der zahlreichen biochemischen Vorgänge, die über die körpereigene Essigsäure abgewickelt werden müssen.

Bessere Mineralstoffversorgung

Unser Stoffwechselgeschehen umfasst aber nicht nur den Umsatz von Kohlenhydraten, Fetten und Eiweiß, sondern auch die Ausstattung unseres Körpers mit Mineralstoffen, die für zahllose Abläufe und Aufbauleistungen gebraucht werden. Die Bedeutung von Kalzium als unverzichtbarer Knochenbestandteil, von Kalium für Entwässerung und Muskelkraft oder von Eisen für den Sauerstofftransport im Blut ist weitgehend bekannt. Weniger bekannt ist, dass Essigsäure die Verwertbarkeit solcher lebenswichtigen metallischen Mineralien deutlich verbessert. Sie löst diese Substanzen in den Lebensmitteln aus ihren mitunter schwer zu knackenden chemischen Verbindungen und macht sie dadurch unserem Organismus erst zugänglich. Oft ist es ja so, dass wir etwas mit einem durchaus hohen Mineralstoffgehalt verzehren. Wenn die wertvolle Fracht aber nicht verfügbar gemacht werden kann, wird sie dem Organismus auch nicht zugutekommen.

Gerade bei der Versorgung unseres Organismus mit den notwendigen Biostoffen wie Mineralien, Spurenelementen, Vitaminen usw. sind gesunde Darmverhältnisse von ausschlaggebender Bedeutung. Selbst die potentesten Nahrungsergänzungsmittel sind weitgehend nutzlos, wenn sie nicht richtig resorbiert werden können. Regelmäßige Essiggaben stärken die Verdauung und erhöhen die Bioverwertbarkeit vor allem mineralischer Substanzen.

Lebenswichtiges Kalzium

Wie Apfelessig unsere Kalziumversorgung auf Vordermann bringt, ist in gewisser Weise mit bloßem Auge zu sehen. Mit Essig löst man ja in der Küche oder im Bad Kalkablagerungen sehr gut auf. Kalk ist aber nichts anderes als Kalzium, an das sich andere Substanzen chemisch gebunden haben. Wenn wir kalziumhaltige Nahrung wie Blattgemüse, Sojabohnen oder Käse verzehren, kommt es im Grunde genommen auf das Gleiche an: Damit unser Organismus das Kalzium aufnehmen kann, muss es aus seinen jeweiligen molekularen Verknüpfungen herausgelöst werden. Es muss, in der Sprache der Lebensmittelchemiker gesagt, in Form von Ionen als elektrisch geladene Teilchen zur Verfügung stehen. Erst dies macht Kalzium bioverwertbar. Und das geschieht am besten in einem sauren Milieu. Deshalb empfehlen Ernährungswissenschaftler, kalziumhaltige Lebensmittel – wie Käse, Joghurt oder Sojaprodukte – immer in Verbindung mit etwas anderem zu essen, damit reichlich Magensäure produziert wird, die für ein ausreichend saures Milieu sorgen soll. Wesentlich effektiver ist es aber, den sauren Magensaft mit einigen Schluck Apfelessig-Wasser zu unterstützen oder auch in Essig eingelegte Speisen zu verzehren. So kommt reichlich Säure ins Spiel, was nicht zuletzt für ältere Menschen, die oft zu wenig Magensaft produzieren, von großem Nutzen ist. Denn gerade sie sind ja zum Erhalt ihrer Knochengesundheit besonders auf eine gute Kalziumzufuhr angewiesen.

Im menschlichen Organismus hat der Mineralstoff Kalzium den größten Anteil. Ein männlicher Erwachsener hat über ein Kilo Kalzium im Körper, Frauen haben etwas weniger. Vor allem in Zähnen und Knochen ist es enthalten.

Nicht vergessen sollte man dabei auch, dass dieser Mineralstoff für wesentlich mehr erforderlich ist als nur für die Stabilität der Knochen.

Kalzium wird benötigt für:

- gesunde Knochen
- feste Zähne
- Herztätigkeit
- Muskelarbeit
- Wundheilung
- Nervenkraft
- positive Stimmung
- Glücksempfinden
- Hormonfunktionen
- Enzymtätigkeit

Frischer und fitter durch Eisen

Oft liegt es an Eisenmangel, wenn jemand häufig müde, schlapp und antriebslos ist. Denn Eisen ist Bestandteil der roten Blutkörperchen, der Hämoglobinmoleküle. Diese wiederum bewerkstelligen den Sauerstofftransport im Körper, schaffen den eingeatmeten Luftsauerstoff aus den Lungen zu den Zellen. Dort wird er in den sogenannten Mitochondrien bei der Energiegewinnung gebraucht, bei der »Verbrennung« von Nährstoffen. Eine bessere Sauerstoffversorgung bedeutet stets auch mehr Energie, mehr Antriebs- und Leistungskraft. Dieses für die Zellatmung wichtige Mineral ist aber auch für bestimmte Eisen-Schwefel-Enzyme unverzichtbar, die unsere Muskeln

tipps zur Kalziumversorgung

Trinken Sie vor oder zu jeder Mahlzeit mit kalziumhaltiger Kost etwas Apfelessig-Wasser. Nehmen Sie Kalziumpräparate am besten mit Apfelessig-Wasser ein. Nach Käse sind Sojabohnen und Sojaprodukte die kalziumreichsten Nahrungsmittel. Sie harmonieren sehr gut mit dem feinen Geschmack von Apfelessig. Kochen Sie keine Knochen unter Zugabe von Apfelessig aus, um eine kalziumhaltige Brühe zu bekommen. Das würde zwar prima funktionieren, doch Knochen und Mark können heutzutage zu stark mit Schadstoffen belastet sein.

info

Gute Eisenquellen pro 100 Gramm:

- Ingwer 17 mg
- Getrocknete Bierhefe 17 mg
- Getrocknete Pfifferlinge 17 mg
- Weizenkleie 16 mg
- Schweineleber 15 mg
- Kakaopulver 13 mg
- Kürbiskerne 12 mg
- Sojamehl 12 mg
- Sojafleisch 11 mg
- Kalbsniere 11 mg
- Schweineniere 10 mg
- Sesamsaat 10 mg

in Form halten. Nur eine gute Versorgung mit Eisen garantiert ausreichend Muskelkraft. Sicherlich ist die verbesserte Eisenresorption durch regelmäßigen Apfelessigkonsum eine der Ursachen für die allgemein belebende und kräftigende Wirkung des »flüssigen Sauerstoffs«.

Um fit zu sein, braucht man wenigstens zehn Milligramm Eisen täglich. Frauen benötigen wegen ihrer Regel sogar bis zu 25 Milligramm am Tag. Um diese Menge zu bekommen, sollte man nicht nur auf eisenreiche Kost achten, sondern auch auf eine ausreichende Säurezufuhr, zum Beispiel durch ein paar Schlückchen Apfelessig-Wasser täglich. Denn nur in saurem Milieu löst sich das Eisen gut auf, damit es vom Darm aufgesogen werden kann und nicht unverrichteter Dinge den Körper wieder verlässt. Wie die Essigsäure das Eisen optimal zu lösen vermag, zeigt sich einmal mehr bei einer alltäglichen Angelegenheit. Man darf Essig ja nicht in einem Behälter aus Metall aufbewahren, da ein solches Gefäß von der Säure sehr rasch sichtbar angegriffen würde.

Die Gefahr arterieller Verkalkungen bannen

Wenn ein hochbetagter Mensch unter Gedächtnis- oder Konzentrationsstörungen leidet, sagt der Volksmund mitunter, er sei »verkalkt«. Diese etwas flapsige Formulierung ist jedoch gar nicht so falsch, da solche geistigen Beeinträchtigungen nicht selten von Durchblutungsstörungen verursacht werden, die tatsächlich etwas mit Kalk zu tun haben. Sie beruhen in der Regel auf Ablagerungen innerhalb der Arterien, die vorwiegend aus unerwünschten Ansammlungen von Blutplättchen, Cholesterin und Kalzium bestehen. Und Kalzium ist wiederum der Hauptbestandteil von Kalk.

Mediziner bezeichnen so eine Gesundheitsstörung als »Arteriosklerose«. Sie ist nicht nur für das Nachlassen der geistigen Fähigkeiten verantwortlich, sondern auch für einen allgemeinen Leistungsabfall oder für schlecht durchblutete Gliedmaßen wie kalte Hände oder Füße.Die Arteriosklerose ist auch eine der Ursachen für sehr ernste Kreislauferkrankungen bis hin zu Herzinfarkt und Schlaganfall.

Die Arteriosklerose gehört zu den »multifaktoriellen« Erkrankungen, bei deren Entstehung verschiedene Ursachen eine Rolle spielen. Aller Wahrscheinlichkeit nach können regelmäßige Apfelessiggaben dazu beitragen, diese zu Kreislaufbeschwerden, Herzinfarkt oder Schlaganfall führenden Veränderungen innerhalb unserer Blutgefäße günstig zu beeinflussen.

Wie Gefäßverengungen entstehen

Wie sich eine Arteriosklerose bildet, ist noch nicht restlos erforscht. Nach gegenwärtigem Kenntnisstand scheinen Mikroverletzungen innerhalb der Arterien den Anfang zu machen. Zu hoher Blutdruck oder auch Abbauprodukte aus dem Eiweißstoffwechsel wie eine Substanz namens »Homocystein« können solche Miniwunden an den Innenwänden der Gefäße verursachen. In der Folge wird der körpereigene Reparaturbetrieb aktiviert, und Blutzellen eilen herbei, um den Schaden zu kitten. Genau an diesen Stellen bleiben aber auch fettige Cholesterinpartikel hängen, die dort einem Angriff von freien Radikalen, spezieller Sauerstoffmoleküle, schutzlos ausgeliefert sind. Man sagt, die Cholesterinteilchen werden dort oxidiert beziehungsweise ranzig und sollten alsbald von Riesenfresszellen, den Makrophagen, entsorgt werden. Doch das gelingt nicht immer.

Wenn die Fresszellen nicht mehr können

Die Fresszellen können die fettigen Teilchen mitunter nicht richtig verarbeiten und blähen sich zu sogenannten Schaumzellen auf, die nicht mehr abtransportiert werden. Auf diese Weise setzt sich mit der Zeit zunehmend Material an den besagten Stellen ab. Es entsteht fibröse Plaques, eine narbenähnliche Verdickung, in der zunehmend auch Kalzium eingelagert wird. Die Plaques behindert den Blutfluss mehr und mehr und kann im schlimmsten Fall das Gefäß restlos verschließen und dadurch einen Infarkt auslösen.

Kann Apfelessig Verkalkungen verhindern?

Kalziumverbindungen, aus denen beispielsweise der Kalk von Eierschalen besteht, werden von Essigsäure aufgespalten und zerfallen. Die Kalkauflösung vollzieht sich übrigens in jedem sauren Milieu, wohingegen ein alkalisches Milieu die Kalziumablagerungen begünstigt.

Mediziner wissen: »Der Mensch ist so alt wie seine Gefäße.« Vitaminreiches Obst und Gemüse sowie fett- und cholesterinarme Lebensmittel helfen, unsere Adern jung zu erhalten.

Aufgrund dieser sehr chemischen Tatsache liegt die Vermutung nahe, dass Essig deshalb auch innerhalb unserer Blutgefäße seine oft sehr nützliche kalklösende Wirkung entfaltet.

Die Erfahrungen von Menschen, die regelmäßig Apfelessig zu sich nehmen, deuten auf ein In-Schwung-Kommen der Durchblutung hin oder zumindest darauf, dass ein Fortschreiten von Kreislaufbeeinträchtigungen verhindert wird. Sie fühlen sich nach einiger Zeit wieder frischer, vitaler und leistungsfähiger. Ihr Gedächtnis verbessert sich, und kalte Gliedmaßen fühlen sich wieder warm und lebendig an.

D. C. Jarvis schrieb dazu: »Durch die natürliche Essigsäure wird jede eventuelle Ablagerung von Kalzium wieder aufgelöst. Wiederholt man dies Tag für Tag, so bleiben die Blutgefäße frei von Kalziumablagerungen.«

Als wichtigste Risikofaktoren für Arteriosklerose sehen Kardiologen

- das Rauchen (erzeugt viele freie Sauerstoffradikale)
- zu hohe Blutfett- und Cholesterinwerte
- zu hohen Blutdruck
- zu niedrigen Obst- und Gemüsekonsum (zu wenig Antioxidantien gegen freie Radikale)
- Bewegungsmangel (untrainierter Kreislauf)
- Übergewicht
- Diabetes

Bewiesen ist zumindest, dass die Essigsäure wirklich ins Blut gelangt und nicht im Verdauungstrakt zersetzt wird. Etwa ein bis zwei Stunden nach der Essigaufnahme ist der sogenannte Acetatgehalt des Bluts am höchsten, und nach einer weiteren Stunde fast wieder auf dem Ausgangsniveau. Dies dürfte bei häufiger Anwendung ausreichen, um ein neuerliches Festsetzen von Kalzium innerhalb der Blutgefäße zu verhindern.

Verbesserter Blutfluss

Eine günstige Beeinflussung unserer Gefäßgesundheit durch Apfelessig ergäbe sich aber nicht nur aus der Vermeidung von Kalkablagerungen. Der saure Cocktail beugt indirekt auch der sogenannten Lipidperoxidation vor,

Pektin kommt als Gerüstsubstanz in den Zellen höherer Pflanzen vor. Neben Zuckerrüben und Zitrusfrüchten weisen Äpfel einen besonders hohen Gehalt an Pektin auf. Mit Apfelpektin vermischte Säfte helfen beispielsweise auch bei Durchfall, denn es bindet schädigende Stoffe oder Keime.

der Schädigung der Cholesterinpartikel im Blut durch freie Radikale. Sie bildet eine der Hauptursachen für Arterienverengungen. Vor allem die veränderten geschmacklichen Vorlieben, die regelmäßiges Trinken von Apfelessig-Wasser mit sich bringt, können unserer Durchblutung kräftig auf die Sprünge helfen. Das essigsaure Aroma macht Lust auf mehr Obst und Gemüse, die zusätzliche Antioxidantien wie die Vitamine A, C oder E und Mineralstoffe wie Selen liefern, die allesamt freie Radikale wirksam bekämpfen. Das Gleiche leisten auch viele Geschmacks- und Aromastoffe aus den Äpfeln, die in einen guten naturtrüben Apfelessig übergehen, wobei solche Substanzen oftmals um ein Vielfaches stärker wirken als beispielsweise Vitamin C. Vor allem steigern diese sogenannten sekundären Pflanzenstoffe die antioxidative Kraft des Vitamin C erheblich, wie eine Studie der Universität New York ergab. Es konnte gezeigt werden, dass Vitamin C in Reinform wesentlich weniger gut wirkt als im Verbund mit den natürlichen Aromaten des Apfels. So hilft der Konsum von saurem Obstessig, die Gefahr zu verringern, dass Cholesterinpartikel innerhalb der Gefäße oxidieren und sich zu gefährlichen Ablagerungen zusammenballen.

Apfelpektin senkt Cholesterin

Nicht zuletzt enthält ein guter naturtrüber Apfelessig auch Pektin. Die Universität Wien veröffentlichte im Jahr 1991 eine Studie über die positiven Wirkungen dieses flüssigen Ballaststoffs auf den Cholesterinspiegel. Apfelpektin senkt das für Gefäßverengungen verantwortliche LDL-Cholesterin und hebt im Gegenzug die nützlichen HDL-Cholesterinwerte an. Weil Pektin aus Cholesterin aufgebaute Gallensäuren bindet, wird dem Blut nach dem Verzehr von Pektin Cholesterin entzogen, um es für den Aufbau neuer Gallensäuren zur Verfügung zu stellen. Die Gallensäuren wiederum brauchen wir für die Fettverdauung.

Apfelpektin ist ein leicht quellbarer Stoff, der Fruchtfleischzellen aneinanderkettet. Durch Pressen oder Quetschen kann er nicht zerstört werden. Rückt man dem Presssaft von Äpfeln jedoch mit Pektin spaltenden Enzymen, den Pektinasen, zu Leibe, dann löst sich das Pektin und man kann es mit dem ganzen sichtbaren Fruchtfleisch abfiltern. Man bekommt dann einen klaren Saft beziehungsweise nach Vergären einen klaren Apfelessig, der für gesundheitliche Anwendungen wesentlich weniger zu bieten hat als ein naturtrübes Produkt.

Ein gesunder Vitalstoffmix

In Apfelessig verbirgt sich eine erstaunliche Vielfalt an Inhaltsstoffen, deren Wirkung die Ernährungswissenschaft bei Weitem noch nicht erschöpfend erforscht hat. Wir wissen heute zwar viel über den Nutzen bestimmter Substanzen wie etwa der Mineralstoffe Kalium oder Magnesium für den menschlichen Organismus. Wenn aber beispielsweise nach den zahllosen Wechselwirkungen zwischen den zum Teil recht unterschiedlichen Bestandteilen eines so komplexen Lebensmittels wie Apfelessig gefragt wird, stößt die Wissenschaft schnell an ihre Grenzen. So brachte eine genaue Untersuchung von Obstessig allein über 90 flüchtige Bestandteile wie Aldehyde oder Essigester zutage, die an der Luft verdunsten und uns vorwiegend über den Geruchs- und Geschmackssinn beeinflussen.

Bei genauen Laboranalysen handelsüblicher, biologisch gewonnener Apfelessige wurden keinerlei Rückstände von Pflanzenschutzmitteln festgestellt. Bei Naturprodukten ist dies mittlerweile genauso wichtig wie die Forderung nach möglichst vielen gesunden Inhaltsstoffen.

Hinzu kommt, dass das Ausgangsmaterial für diesen Essig, die Äpfel, zum Teil recht verschieden sind und auch recht unterschiedlich behandelt und verarbeitet werden. So schwankt der Vitamin-C-Gehalt von Äpfeln innerhalb der beachtlichen Spanne zwischen drei und 35 Milligramm pro 100 Gramm. Nicht zuletzt weisen Gärprodukte wie natürliche Speiseessige immer eine Vielzahl von Substanzen auf, die – wie Glukonsäure, Fufurol oder Butylenglukol – nur durch die Herstellungsweise, eben das Vergären, entstehen. Hierzu zählen auch eine Reihe von Aminosäuren wie Lysin, Glycin oder Arginin, die von professionellen Essigmachern in Form von Nährstoffen für eine bessere Gärung zugegeben werden.

Inhaltsreicher Muntermacher-Drink

Doch auch ohne die Wissenschaft allzu sehr zu bemühen, kann man sich über die physiologischen Auswirkungen der Apfelessigbestandteile durchaus im Klaren sein. Nicht nur die überaus positiven Erfahrungen der Vermonter

Volksmedizin mit dieser Flüssigkeit, sondern wohl auch jahrhundertealtes Erfahrungswissen über Essigkonsum bestätigen die Auffassung der Expertin Emily Thaker, die Apfelessig »eine der gesündesten und nährstoffreichsten Flüssigkeiten überhaupt« nannte. Offensichtlich hat uns die Natur mit diesem munter machenden Gärprodukt ein echtes Gesundheitselixier geschenkt.

Die Maxime »Das Ganze ist mehr als die Summe seiner Teile« gilt auch für Apfelessig und seine einzelnen Inhaltsstoffe.

Es stellt eine optimale Mischung aus Mineralien, Spurenelementen, Vitaminen, Gärprodukten und vielen anderen Inhaltsstoffen dar, die gerade in ihrer Gesamtheit, in ihrer Kombination, einen wichtigen Beitrag zu unserer Gesunderhaltung leisten.

Lebenswichtiges Kalium

Von allen Mineralien, die im Apfelessig enthalten sind, ist Kalium mit 114 mg pro 100 g mengenmäßig am stärksten vertreten. D. C. Jarvis schrieb darüber: »In der Volksmedizin gilt Kalium als das wichtigste aller Mineralien. Es ist unentbehrlich für alles Dasein, ja ohne Kalium gäbe es überhaupt kein Leben.« Der Grund für diese Einschätzung liegt im Bereich des Zellstoff-

Die gesunden Inhaltsstoffe naturtrüben Apfelessigs je 100 Gramm

Mineralstoffe/ Spurenelemente	Vitamine	Sonstiges
Kalium 114 mg	A 33 IE	Wasser bis 92 g
Kalzium 8 mg	B1 0,02 mg	Essigsäure 5 g
Magnesium 6 mg	B2 9 mg	Pektin 2 g
Natrium 2 mg	B3 0,3 mg	Apfelsäure 400 mg
Phosphor 8 mg	B5 0,02 mg	Zitronensäure 150 mg
Eisen 0,5 mg	B6 0,02 mg	Propionsäure
Kupfer 0,1 mg	C 3 mg	Tannin
Mangan 0,1 mg		
Zink 0,1 mg		

tipp

Eine gute Nachricht für Vegetarier: Kalium ist vor allem in pflanzlichen Lebensmitteln enthalten. Die wichtigsten sind: Obst (Bananen, Trockenobst), Kartoffeln, Gemüse und Kräuter, Vollkornprodukte, Speisepilze, Nüsse, Kaffee und Tee.

wechsels. Unsere 70 Billionen Körperzellen stehen in einem ständigen Austausch mit der sie umgebenden Bindegewebsflüssigkeit und den Ausläufern hauchdünner Blutgefäße. Von dort beziehen die Zellen Nährstoffe, Enzyme, Vitamine, Mineralien und Sauerstoff. Im Gegenzug geben sie Zellabfälle und Kohlendioxid aus der Zucker- oder Fettverbrennung ab. Diese Austauschprozesse funktionieren nach dem Prinzip der Osmose, bei der unterschiedlich konzentrierte Flüssigkeiten immer einen Ausgleich anstreben. So kommt es aufgrund der verschiedenen Kaliumkonzentrationen innerhalb und außerhalb der Zellen zu einem stetigen Flüssigkeitsaustausch durch die Zellhüllen hindurch, der die kleinsten Bausteine unseres Körpers und damit letztlich uns selbst am Leben erhält.

Mögliche Beschwerden bei Kaliummangel

- Schwäche, Schlappheit, Müdigkeit
- Schlafstörungen
- Darmkrämpfe
- Herzrhythmusstörungen
- Kopfschmerzen
- Schlechte Wundheilung
- Vorzeitige Alterung
- Trockene, faltige Haut
- Nervöse Störungen

Viele verschiedene Mineralien

Neben Kalium liefert Apfelessig auch noch eine ganze Reihe anderer wichtiger Mineralien und Spurenelemente. Das fruchtige Gärprodukt wartet zwar nicht mit besonders großen Mengen davon auf, aber doch mit einer beachtlichen Vielfalt in gerade der richtigen Kombination dieser Substanzen, die aller Erfahrung nach für unsere Gesundheit außerordentlich wichtig ist.

Kalzium ist nicht nur als Baustoff für Knochen und Zähne wichtig, sondern auch für die Übertragung von Nervenreizen. Es hilft Gehirnzellen dabei, eine gute Stimmung zu erzeugen oder Glücksgefühle hervorzurufen.

Phosphor ist nach Kalzium der wichtigste Knochenbaustoff. Als Bestandteil von ATP (Adenosintriphosphat) ist das Mineral auch an der Fettverbrennung in den Körperzellen maßgeblich beteiligt. Wer abnehmen will und wieder Freude an Bewegung haben möchte, braucht Phosphor.

Magnesium ist vielen zur Bekämpfung von Muskelkrämpfen bekannt. Doch es hat weit mehr zu bieten: Es aktiviert über 300 Enzyme und beherrscht damit die meisten Stoffwechselvorgänge innerhalb unseres Organismus. Auch die Herztätigkeit ist auf genügend Magnesium angewiesen.

Eine vernünftige, ausgewogene Ernährung sorgt dafür, dass wichtige Mineralien wie Magnesium, Eisen, Kupfer, Mangan, Zink u. v. m. in ausreichender Menge aufgenommen werden. Apfelessig verbessert die Bioverwertbarkeit solcher metallischen Mineralien und liefert selbst auch einige davon.

Natrium regelt im Zusammenspiel mit Kalium den Wasserhaushalt unserer Körperzellen. Da es Bestandteil von Kochsalz (Natriumchlorid) ist, sind fast alle Menschen in unseren Breiten bestens damit versorgt. Hier besteht eher die Gefahr eines Zuviel. Dagegen kann Apfelessig helfen, da er erfahrungsgemäß die Lust auf allzu Salziges dämpft.

Eisen braucht, wer abnehmen will. Es hält die Fettverbrennung in den Muskelzellen am Laufen. Auch zur allgemeinen Leistungssteigerung und für unsere Abwehrkräfte ist dieses Spurenelement wichtig.

Kupfer steht in Konkurrenz zu dem Spurenelement Zink. Ist zu viel Zink in den Organismus gelangt, wird von den Darmzotten kein Kupfer mehr aufgenommen. Das zeigt, wie wichtig ein ausgewogenes Verhältnis zwischen den mineralischen Bestandteilen in unserer Ernährung ist. Wir brauchen Kupfer für den Kampf gegen freie Radikale, für die Elastizität unserer Gewebe, für Farbpigmente, für Herzmuskel- und Gehirnzellen.

Zink: Eine gesunde Libido und körperliche Lustgefühle hängen genauso von einer ausreichenden Zinkversorgung ab wie unser Abwehrsystem bei der Aufgabe, freie Radikale zu neutralisieren. Auch unsere Augen brauchen Zink, sonst kann es zu Nachtblindheit oder Schäden im Augeninneren kommen.

Mangan ist Bestandteil von Enzymen, die innerhalb der Zellen am Zusammenbau von Zelleiweiß beteiligt sind. Das hält die Zellen jung und dient ihrer ständigen Erneuerung. Mangan wird für viele Stoffwechselvorgänge benötigt, für Blut, Nerven, Gehirn und Hormone. Auch vorzeitige Alterungsvorgänge können auf einen Manganmangel zurückgeführt werden.

Vegetarier müssen besonders auf eine ausreichende Versorgung mit B-Vitaminen achten, Vitalstoffen, die vorwiegend in Fleisch und Innereien enthalten sind. Gute pflanzliche Lieferanten sind: Bierhefe, Erdnüsse, Pinien- und Sonnenblumenkerne, Sojabohnen.

B-Vitamine für Nerven, Haut und Stoffwechsel

Die in Apfelessig enthaltenen B-Vitamine erfüllen im menschlichen Organismus recht unterschiedliche Aufgaben. Sie sind für Nervenfunktionen, eine gesunde Haut, intakte Schleimhäute und die Umsetzung von Eiweiß, Fett und Kohlenhydraten wichtig.

B1 (Thiamin) baut Brenztraubensäure ab, die das Nervensystem beeinträchtigt. Mehr von diesem Vitamin steht für geistige Frische und ein besseres Gedächtnis.

B2 (Riboflavin) gibt uns neuen Schwung, da dieser Vitalstoff Bestandteil von Enzymen ist, mit deren Hilfe unsere Körperzellen Energie produzieren.

B3 (Niazin) beugt psychischen Verstimmungen und Depressionen vor. Außerdem beeinflusst es den Cholesterinspiegel und die Gefäßgesundheit günstig.

B5 (Pantothensäure) bekämpft Entzündungen im Körper und hilft beim Schlankwerden beziehungsweise Schlankbleiben. Zu wenig davon kann Fettleibigkeit begünstigen.

B6 (Pyridoxin) macht widerstandsfähiger gegenüber Stress und ist sowohl für das Immunsystem als auch für den Eiweißstoffwechsel unentbehrlich. Es beugt auch einer Bindegewebsschwäche in fortschreitendem Alter vor.

Abnehmen mit Vitamin C

Vitamin C wird im Organismus für vielfältige Aufgaben gebraucht und gilt geradezu als Tausendsassa unter den Biostoffen. Es ist an so vielen Vorgängen im menschlichen Körper beteiligt, dass ein Mangel weitreichende Folgen haben kann. Neben vielem anderem stärkt es unsere Immunkräfte, neutralisiert *freie Radikale* (das sind aggressive und sehr reaktionsfreudige Moleküle, die in unserem Körper ständig Zellen und Gewebe angreifen) und ist bei-

info

Vitamin C ist auch für stabile Knochen wichtig. Es wird für die Bildung kollagener Fasern benötigt, aus denen das Grundgerüst der Knochen besteht.

spielsweise auch ein hocheffektiver Fatburner. Damit Fettmoleküle zur Endverwertung in die Brennöfen der Zellen gebracht werden können, ist eine Transportsubstanz namens »Carnitin« nötig. Sie wird aus den Aminosäuren Lysin und Methionin zusammengebaut, allerdings nur, wenn Vitamin C dabei mitwirkt. Abnehmen, ohne gut mit Vitamin C versorgt zu sein, ist sehr schwer – wenn überhaupt möglich.

Apfelessig hilft in mehrfacher Weise bei der Ausstattung mit diesem Vitamin:

- Er liefert je nach Qualität der Äpfel, aus denen er stammt, selbst ein wenig Vitamin C, wobei ein gewisser Schwund bei der Herstellung leider unumgänglich ist.
- Er macht Lust auf Obst und Gemüse, den wichtigsten Vitamin-C-Lieferanten.
- Er enthält reichlich natürliche Begleitstoffe, welche die Verwertbarkeit und den Nutzen von Vitamin C noch steigern.

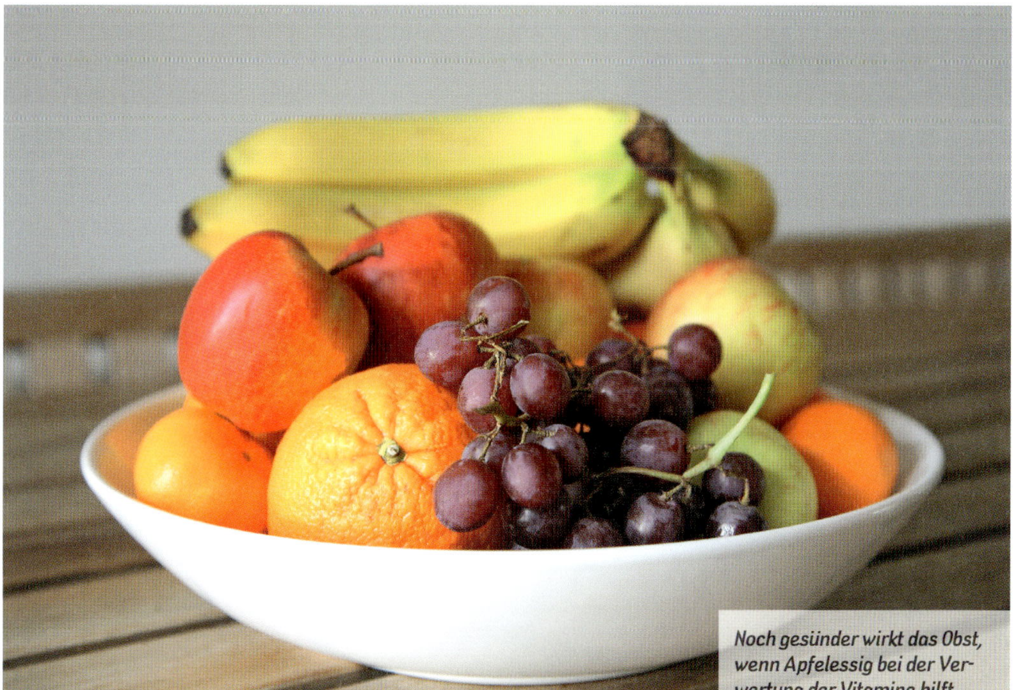

Noch gesünder wirkt das Obst, wenn Apfelessig bei der Verwertung der Vitamine hilft.

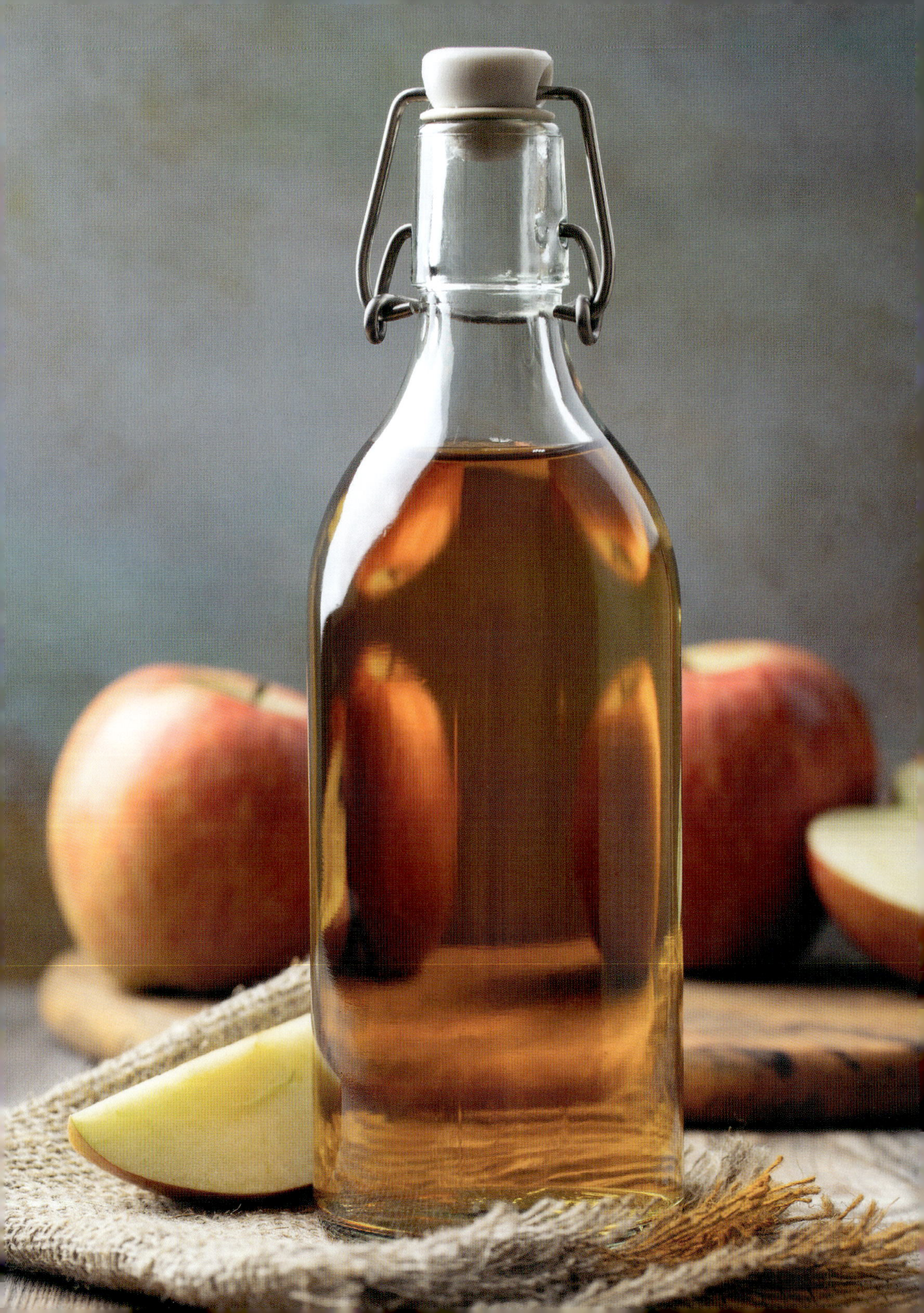

Die Herstellung

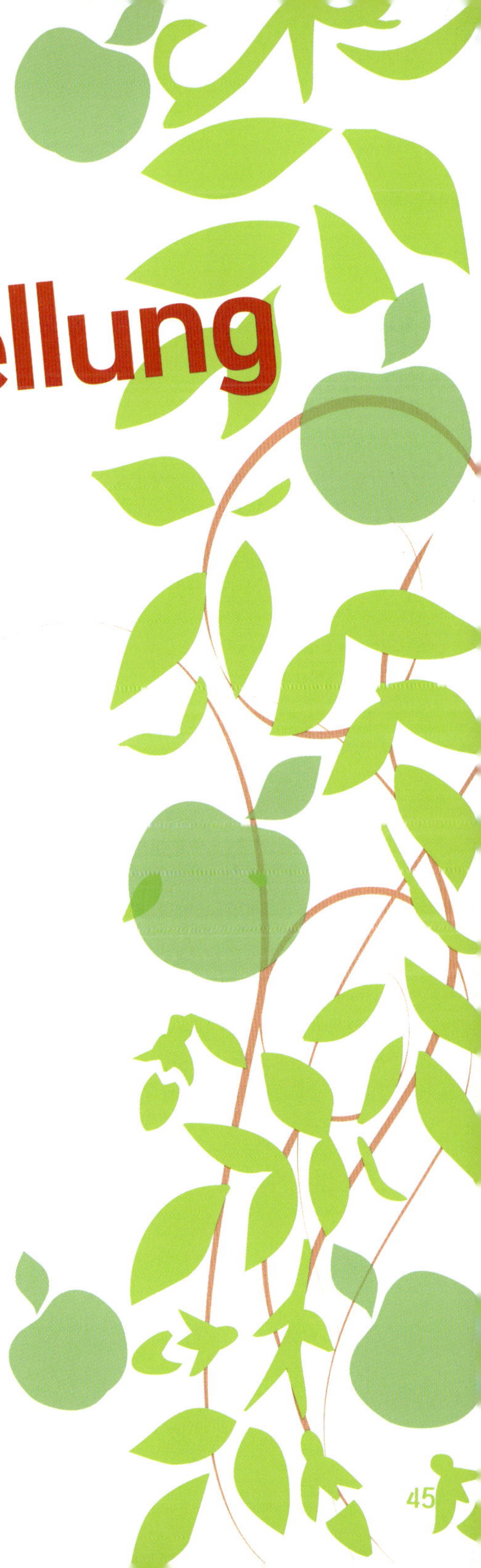

Das Prinzip ist einfach

Wenn man einen Krug Wein oder eine Flasche ungeschwefelten Apfelmost in einem warmen Raum unverschlossen stehen lässt, wird der Inhalt mit der Zeit sauer. Sich von allein einstellende Essigbakterien vergären den Alkohol in den Flüssigkeiten langsam zu Essigsäure. Das ist ein biologischer Prozess, der schon vor Jahrtausenden genutzt wurde, um Essig herzustellen. Heute wird Essig im Prinzip noch auf die gleiche Weise produziert, nur um einiges perfekter.

Jeder kann Essig selbst machen. Zuerst stellt man aus naturbelassenem Apfelsaft mit Hilfe von etwas Hefe einen alkoholhaltigen Most her. Dann gibt man Essigbakterien zu oder wartet ab, bis sie sich von selbst einstellen. Sie verwandeln den Most nach einiger Zeit ohne weiteres Zutun in Essig. Deshalb musste Essig in früherer Zeit nicht *er*funden, sondern nur *ge*funden werden.

Essig aus Orléans

Die erste Essigherstellung im großen Stil begann gegen Ende des 14. Jahrhunderts im französischen Städtchen Orléans an der Loire. Heinrich IV. erteilte im Jahr 1580 den »Maîtres vinaigrier d'Orléans«, den Essigmeistern von Orléans, sogar das Monopol zum Essigmachen und legte damit den Grundstein für die erste industrielle Essigproduktion Europas. In mächtigen Eichenholzfässern stellte man dort nach dem sogenannten Oberflächengärungsverfahren große Mengen verschiedener Essige her, die in aller Herren Länder verkauft wurden.

Da der Alkohol im Stoffwechselgeschehen der Bakterien an Sauerstoff (Oxygenium) gebunden wird, nennt man diesen Vorgang auch Oxidation bzw. Fermentation.

Das Essigmachen war damals noch eine reine Erfahrungssache, weil man noch nicht wusste, was genau dabei vor sich ging. Erst im Jahr 1879 entdeckte G. Hansen (1841 – 1912) die Essigbakterien als Verursacher der Essigwerdung. Diese mikroskopisch kleinen Lebewesen kommen überall in der Luft vor und ernähren sich von Alkohol, der in ihren Zellmembranen zu Essigsäure oxidiert wird.

Die Essiggärung

So verwandeln die »Azetobakter«, wie sie genannt werden, Wein, Bier, Apfelwein oder andere schwach alkoholische Flüssigkeiten langsam in Essig. Das ist ein ganz natürlicher Vorgang, der »Essiggärung« genannt wird und ganz selbsttätig abläuft. Deshalb mussten die Essigsieder von Orléans ihre Weinfässer nur mit großen Luftlöchern versehen, um die Essigbakterien anzulocken. Die verrichteten dann ihre Arbeit wie gewünscht und ließen den Wein mit der Zeit sauer werden. War der Essig dann fertig, wurde aber immer nur ein Teil davon abgezapft und durch neuen Wein ersetzt. So blieben einzelne

Fässer jahre- und manchmal jahrzehntelang in Dauerbetrieb. Noch heute produziert das französische Haus Martin-Pourret Essig nach dieser Methode.

Im 18. Jahrhundert, als das von Heinrich IV. erteilte Monopol schließlich keine Gültigkeit mehr besaß, wurde vielerorts in Frankreich und auch in anderen Ländern Europas Essig in größerem Stil hergestellt. Im französischen Lyon war beispielsweise ein Monsieur Maille ansässig, der sowohl den Hof des französischen Königs als auch den des deutschen Kaisers und des russischen Zaren belieferte. Über 170 verschiedene Essigspezialitäten führte er damals bereits im Angebot. Der Name Maille bürgt noch heute für beste Essig- und Senferzeugnisse.

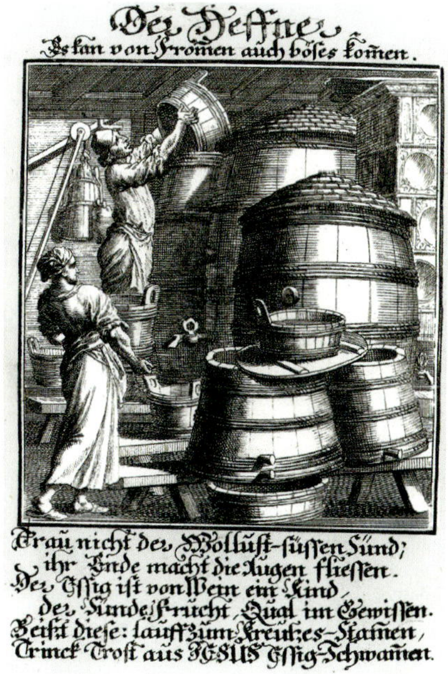
Es kan von Fromen auch böses komen.
Trau nicht der Wollust-süssen Sünd;
ihr Ende macht die Augen fliessen.
Der Essig ist von Wein ein Kind,
der Sünde Frucht, Qual im Gewissen.
Heist diese: lauff zum Kreutzes-Stamen,
Trinck Trost aus JESUS Essig-Schwamen.

In der obigen Abbildung werden mit der motivierenden Zeile: »Der Essig ist vom Wein ein Kind« die Vorzüge des Essigs gepriesen.

Moderne Verfahren

Im Lauf der Zeit wurde das Essigmachen natürlich perfektioniert. Dauerte es in Orléans noch Wochen, bis der Most zu Essig vergoren war, kann man mit modernen Methoden wesentlich schneller zum Ziel gelangen. Man wartet nicht mehr ab, bis die Azetobakter von alleine kommen, sondern kultiviert diese Bakterien. Außerdem »impft« man mit ihnen bestimmte Trägermaterialien wie Buchenholzspäne, Weintraubenstrünke oder Birkenzweige. Darüber lässt man dann mehrmals am Tag den Most laufen. Zusätzlich wird die alkoholische Flüssigkeit von unten mit Hilfe von Pumpen ständig mit frischem Sauerstoff versorgt, damit die Essigbakterien genügend Luft bekommen. Auf diese Weise kann man binnen 48 Stunden fertigen Essig erhalten.

Im 19. Jahrhundert bestand in der breiten Öffentlichkeit ein reges Interesse an naturwissenschaftlichen Fragestellungen. So hieß es im Jahr 1826 im Preisausschreiben der Société de Pharmacie von Paris: »Bedarf die Essiggärung des Alkohols?«

In einem sogenannten Acetator, der modernsten Gärungsvorrichtung, gibt man die Bakterien unter Zuführung von reichlich Luft direkt in den Most. Alles Weitere geschieht dann vollautomatisch. Ohne ständige Überwachung lassen sich damit alle Arten von Essigen herstellen, mit gleichbleibender Qualität und einstellbarem Säuregehalt. Nach nur 24 bis 36 Stunden ist die Gärung beendet.

Das Grundrezept

Wer einmal versuchen will, Apfelessig in der eigenen Küche selbst anzusetzen, findet hier das Wichtigste kurz zusammengefasst. Wie Sie gleich sehen werden, ist es gar nicht so schwierig. Allerdings kann es schon ein bis drei Monate dauern, bis Ihr Selbstgemachter auf dem Tisch steht. Dafür haben Sie dann einen naturreinen Essig ohne chemische Zusätze, der die gesamte Kraft gesunder Äpfel enthält und der nicht so stark gefiltert ist, dass nur noch eine blasse, inhaltslose Flüssigkeit übrig bleibt. Außerdem macht es Spaß, einmal zuzusehen, wie auf ganz natürliche Weise, fast von selbst, eines der interessantesten Lebens- und Würzmittel heranreift.

Die Mostbereitung

- Kaufen (oder ernten) Sie circa fünf Kilogramm Äpfel aus biologischem Anbau. Die Äpfel sollen vollreif und möglichst süß sein.
- Entfernen Sie alle Früchte mit Faul- oder Druckstellen (Ausschneiden allein genügt nicht).
- Waschen Sie die Früchte sehr gründlich.
- Schneiden Sie die Äpfel in Stücke und stellen Sie mit einer Saftpresse Apfelsaft her.
- Geben Sie den Saft und einen Teil der Rückstände (Schalen etc.) in ein größeres Gefäß aus Glas oder Steingut (keine unbeschichteten Eisentöpfe verwenden). Füllhöhe maximal 9/10.
- Geben Sie ein Gramm Trockenreinzuchthefe hinein, die es im Fachhandel für Kellereibedarf zu kaufen gibt. Ersatzweise kann man es mit einer Scheibe frischem Schwarzbrot (ohne Konservierungsstoffe) versuchen, die man oben auf den Saft legt.
- Verschließen Sie das Gefäß luftdicht mit einem Luftballon oder mit einem Gärspund bzw. Gärrohr aus dem Fachhandel. Das ist nötig, damit entstehendes Kohlendioxid entweichen kann, aber keine Frischluft mit Schimmelsporen hereinkommt.
- Stellen Sie das Gefäß weg, circa einen Monat lang bei konstanten 18 bis 20 Grad C. Vermeiden Sie Unterkühlung oder Überhitzung.

Die Grundlage für einen guten Essig ist der Apfelmost, ein Apfelsaft, in dem sich Alkohol gebildet hat. Wenn man den Saft oder Most fertig kauft, ist auf naturbelassene Ware zu achten. Sind chemische Zusätze wie Konservierungsstoffe enthalten, kann daraus kein Essig werden.

- Der Most ist erst dann fertig, wenn der Hefeschaum, der sich nach ein paar Tagen auf der Oberfläche bildet, weitgehend auf den Boden des Gefäßes gesunken ist – das muss man genau beobachten. Ab dann kann der Most, und das möglichst rasch, zu Essig weiterverarbeitet werden.

Das Essigmachen

- Füllen Sie den fertigen Most in ein breites, flaches Gefäß, um für den Most eine möglichst große Oberfläche zu schaffen. Es sollte aber nicht bis zum Rand gefüllt werden, höchstens zu drei Vierteln.
- Am sichersten gedeiht der Essig, wenn Sie etwas Essigmutter, die Sie im Fachhandel erwerben können, in den Most geben. Mit etwas Glück funktioniert es aber durchaus auch ohne zugekaufte Essigmutter.
- Stellen Sie das Gefäß an einen warmen Ort (Heizung), wo konstant über 20 Grad C herrschen (am besten 26 bis 28 Grad C). Vermeiden Sie Abkühlung oder Überhitzung, das ist wirklich wichtig!
- Decken Sie das Gefäß, wenn Sie keine Essigmutter zugegeben haben, erst nach ein paar Tagen mit einem sauberen Leinentuch oder ähnlichem zu, verschließen Sie es aber auf keinen Fall ganz luftdicht.
- Wenn möglich, einmal täglich leicht schütteln, ohne die Essigbakterien, die sich an der Oberfläche als schlierige Haut zeigen, unterzutauchen. Wenn Sie ein Übriges tun wollen, können Sie gelegentlich mit einem gut gereinigten Stück Schlauch und einer Luftpumpe oder einem Blasebalg etwas Luft durch den werdenden Essig pumpen. Sauerstoffmangel schadet den Essigbakterien.
- Je nachdem, wie warm Ihr werdender Essig steht, ob Essigmutter zugegeben wurde und ob eventuell für Belüftung gesorgt wird, dauert es ein bis drei Monate, bis der Essig fertig und verwendbar ist. Nach etwa drei Wochen können Sie damit beginnen, ihn zu verkosten.
- Filtern Sie den fertigen Essig sorgfältig durch ein ausgekochtes Leinentuch oder eventuell auch Kaffeefiltertüten und füllen Sie ihn in dunkle Flaschen. Möglichst mit Naturkorken verschließen.

info

»Essigmutter« nennt man den Schaum beziehungsweise die Schlieren, die man an der Oberfläche von Apfelmost oder Wein sehen kann, der sich gerade in Essig verwandelt. Sie besteht im wesentlichen aus Essigbakterien und wird von professionellen Herstellern zum Teil abgeschöpft und für neu anzusetzende Essige weiterverwendet. Im Fachhandel für Kellereibedarf gibt es Essigmutter in kleinen Fläschchen zu kaufen. Damit gelingt das Essigmachen am besten.

Apfelessig für Feinschmecker

Besonders hochwertige Apfelessige von erlesenem Geschmack bekommt man in Feinkostläden, per Bestellung von exklusiven Essigbrauereien beziehungsweise direkt am Herstellungsort, wie beispielsweise den aus aromatischen Mostäpfeln vergorenen Balsamessig aus der Steiermark. Dort wird allergrößter Wert auf höchste Geschmacksqualität gelegt. Der solchen Edelobstessigen zugrunde liegende Apfelwein wird jahrelang in verschiedenen Fässern aus wertvollen Hölzern ausgebaut, wobei auch Spuren des Holzaromas in den Essig übergehen. Diese Spezialitäten werden während ihrer Reifezeit genauso sorgfältig behandelt wie guter Wein. Sie kosten dementsprechend auch etwas mehr, von 10 Euro aufwärts für den halben Liter.

Apfelessig aus dem Handel

Der Gesundheit zuliebe sollte man stets den besten Apfelessig wählen. Guter Apfelessig ist von goldgelber bis goldbrauner Farbe und duftet würzig nach Äpfeln. Die meisten Sorten enthalten milde fünf Prozent Säure.

Solide Produkte von guter Qualität sind in Reformhäusern, Lebensmittelgeschäften mit Bioabteilung, Naturkostläden sowie auf Bauernmärkten erhältlich. Sie kosten zwischen zwei und vier Euro für den Dreiviertelliter.

- Ein Apfelessig ist immer nur so gut wie die Früchte, aus denen er produziert wird. Er sollte aus dem Saft ganzer vollreifer Äpfel gewonnen sein, nicht nur aus Apfelabfällen wie Schalen, Stängeln oder Kerngehäusen.
- Die Früchte stammen am besten aus kontrolliert biologischem Anbau, sind also möglichst gering mit Schadstoffen belastet, da auf den Einsatz von Kunstdünger und chemischen Pflanzenschutzmitteln verzichtet wurde.
- Apfelessig darf keinesfalls künstlich behandelt sein. Gute Essige kommen unfiltriert oder nur leicht filtriert in den Handel. Sie enthalten keine Konservierungsstoffe oder sonstige Zugaben wie beispielsweise Zucker. Auf der Banderole wird dies ausgewiesen durch das Prädikat »(rein) biologisch gewonnen« oder »naturvergoren«.

tipp

Hunde, Katzen und andere Haustiere sind gesünder, widerstandsfähiger und bekommen ein glänzendes Fell, wenn man regelmäßig 1 bis 2 Teelöffel Apfelessig in ihr Futter mischt.

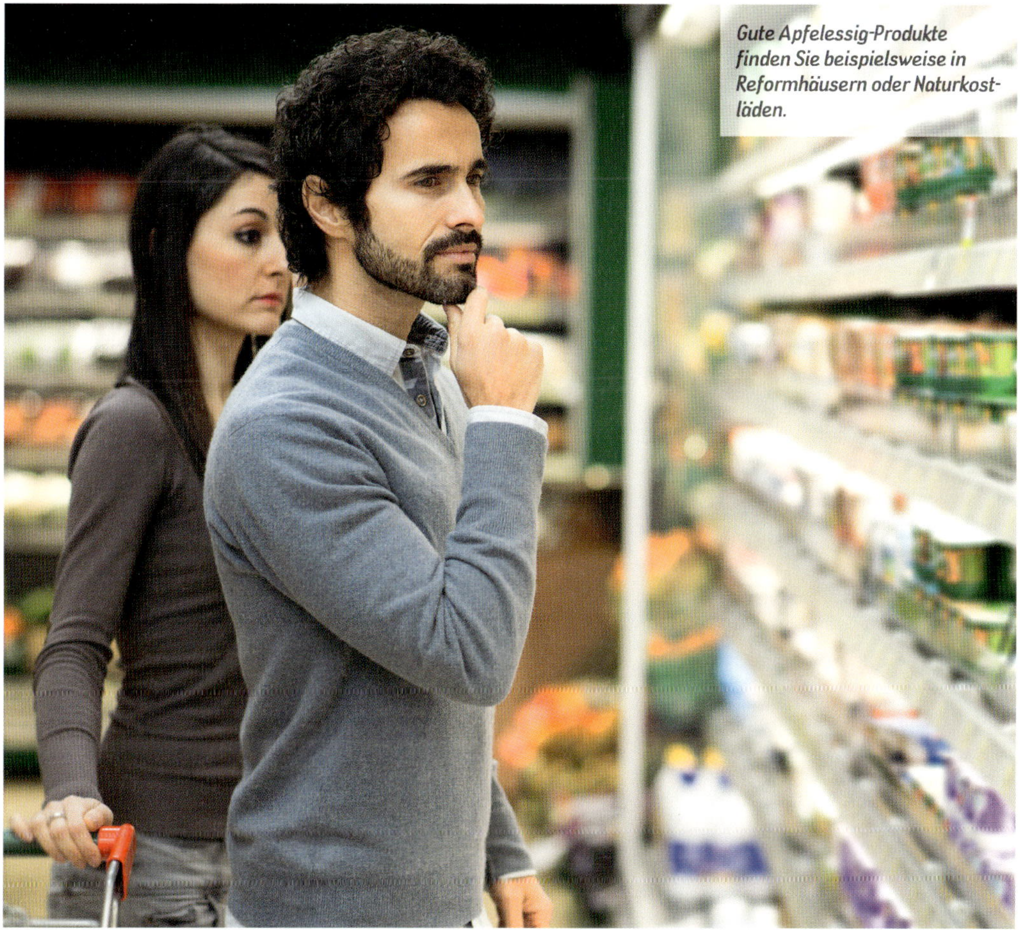

Gute Apfelessig-Produkte finden Sie beispielsweise in Reformhäusern oder Naturkostläden.

- Guter Apfelessig sollte naturtrüb sein. Wenn Sie die Flasche schütteln und gegen das Licht halten, dann erkennen Sie winzige Schwebeteilchen oder eventuell einen Bodensatz, der aus der Apfelpressung stammt. Nur der naturtrübe Apfelessig enthält wertvolle Enzyme, Mineralien, Spurenelemente, Pektin und Vitamine. Alle qualitativ relevanten Angaben sind bei hochwertigen Apfelessigen auf dem Etikett ausgewiesen.
- Stark gefilterter Apfelessig wird häufig auch »Obstessig genannt. Ansonsten ist diese Bezeichnung nicht genau definiert. Ein solcher Essig kann auch aus etwas anderem als aus Äpfeln gemacht sein.

Für manche ist Essigmutter ein wahres Wundermittel. Ein Löffel davon hilft gegen allerlei Beschwerden, wie Immunschwäche, Infektanfälligkeit, Darmbeschwerden und Gelenkschmerzen. Essigmutter, die auf den Boden des Gärgefäßes gesunken ist, ist abgestorben und wertlos. Die Qualität ist entscheidend.

Zur Mostbereitung eignen sich besonders süße Äpfel, da Zucker das Ausgangsmaterial für den Alkohol ist. Bewährte Sorten sind Hauxapfel, Cox Orange, Alkmene, Boskop, McIntosh, Mostapfel.

Worauf man achten sollte

Essig ist lichtempfindlich. Er kommt deshalb immer in dunkel getönten Flaschen in den Handel und sollte auch in einem geschlossenen Schrank aufbewahrt werden. Ideal ist eine Temperatur unter 20 °C. Über- oder Unterhitzung tut ihm nämlich nicht gut.

Essig ist luftempfindlich. Flasche oder Karaffe daher nach dem Öffnen sofort wieder verschließen. Ist die Essigflasche einmal angebrochen, sollte sie innerhalb von circa sechs Monaten verbraucht werden.

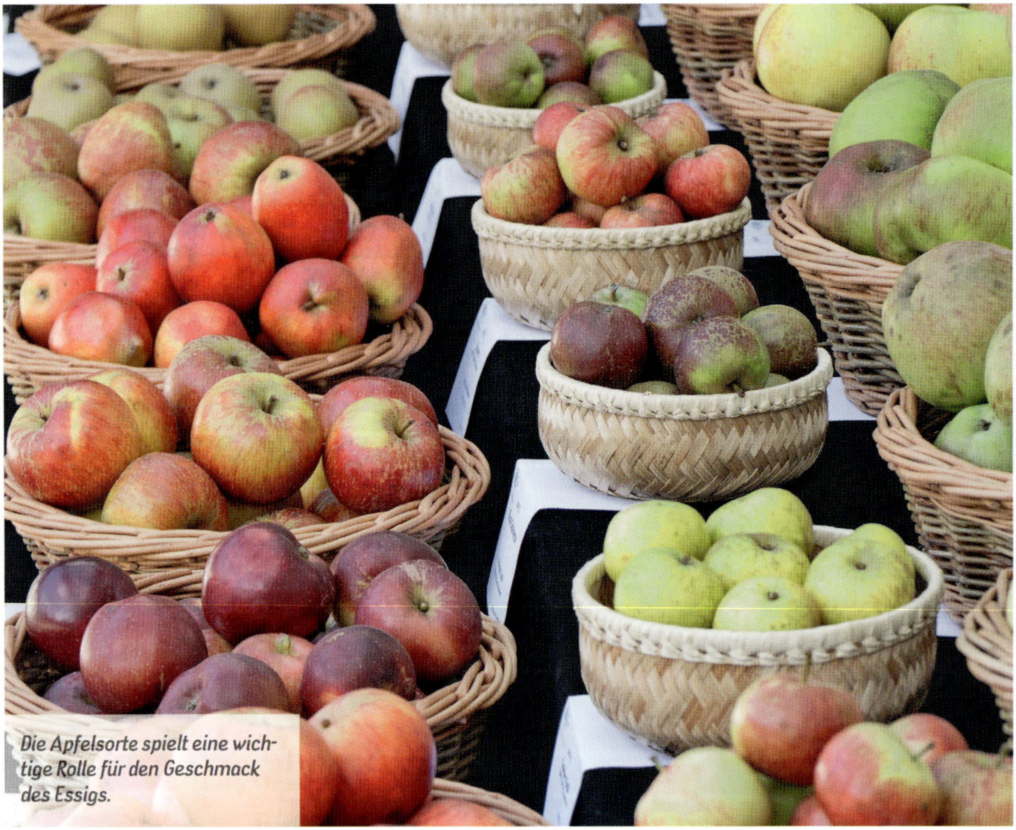

Die Apfelsorte spielt eine wichtige Rolle für den Geschmack des Essigs.

Die Volksmedizin rät zu einer Apfelessig-Kur

- Wenn Lebenskraft, Elan und gute Laune ausbleiben
- Bei Frühjahrsmüdigkeit, Wetterumschwüngen, Novemberdepressionen
- Zur Überbrückung kreativer Pausen
- Wenn das Gedächtnis nachlässt
- Bei häufiger Gereiztheit und Nervosität
- Bei Spannungskopfschmerzen
- Bei Einschlaf- und Durchschlafschwierigkeiten
- Wenn man tagsüber erschöpft ist und nachts lange wach liegt
- Bei häufigen Halsschmerzen und Halsentzündungen
- Bei häufigen Erkältungen und allgemeiner Infektanfälligkeit
- Bei ständig kalten Händen und Füßen
- Wenn man nachts mehrmals die Toilette aufsuchen muss
- Bei schmerzenden Gelenken
- Bei immer wiederkehrenden Verdauungsproblemen, seien es Stuhlträgheit, Verstopfung, Durchfall, Sodbrennen oder Blähungen
- Wenn Wunden nur langsam verheilen
- Bei permanenter Naschlust
- Zur Unterstützung von Diäten und Entschlackungskuren
- Auch bei Appetitmangel
- Wenn die Augen rasch ermüden und der Blick glanzlos ist
- Bei nachlassendem Gehör
- Bei Haarausfall und stumpfem Haar
- Bei Hautunreinheiten und juckender Haut
- Bei Zahnfleischproblemen
- Bei stärkerer Hornhaut und Hühneraugen
- Wenn Sie älter aussehen, als Sie sind

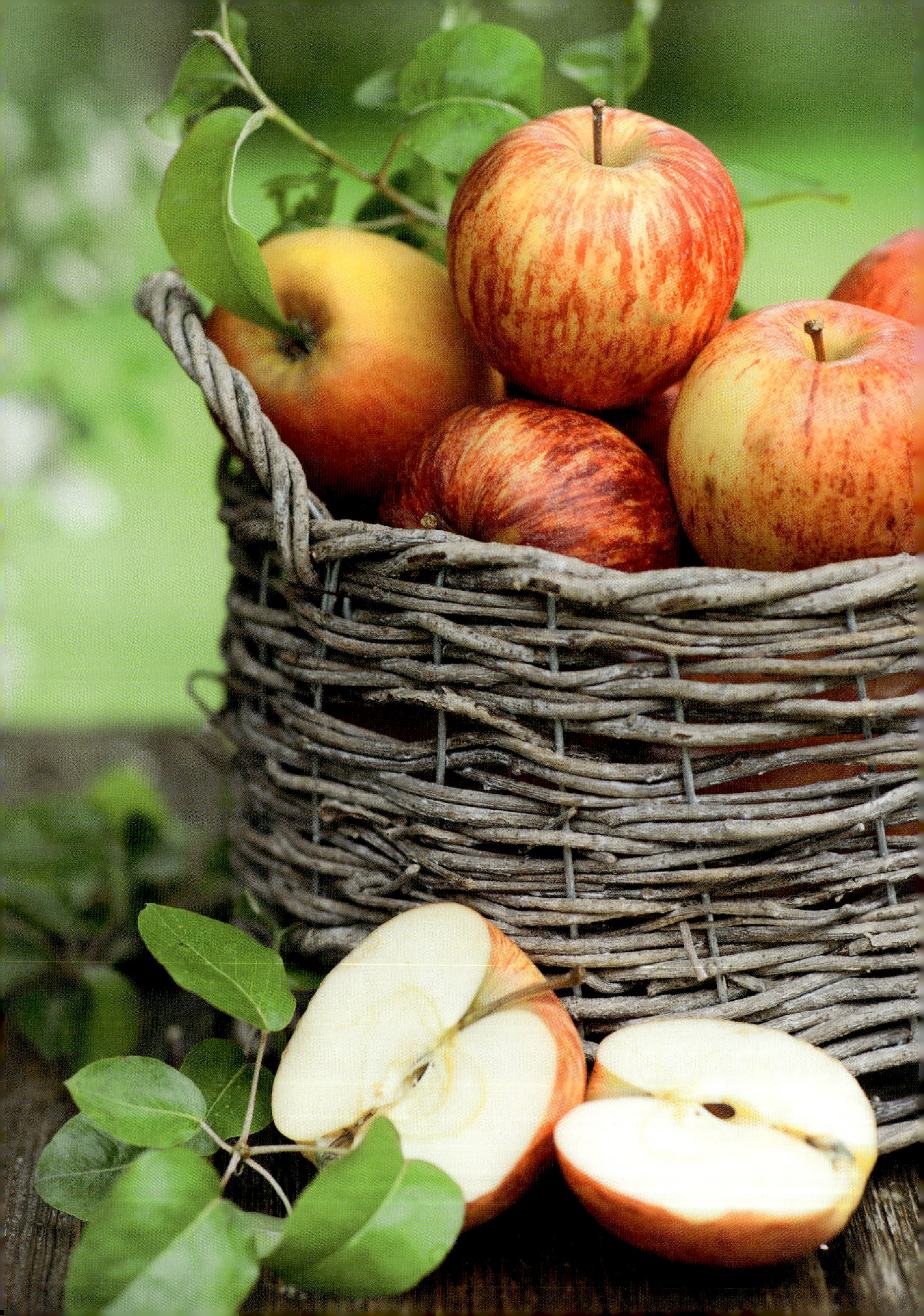

Heilmittel der Natur

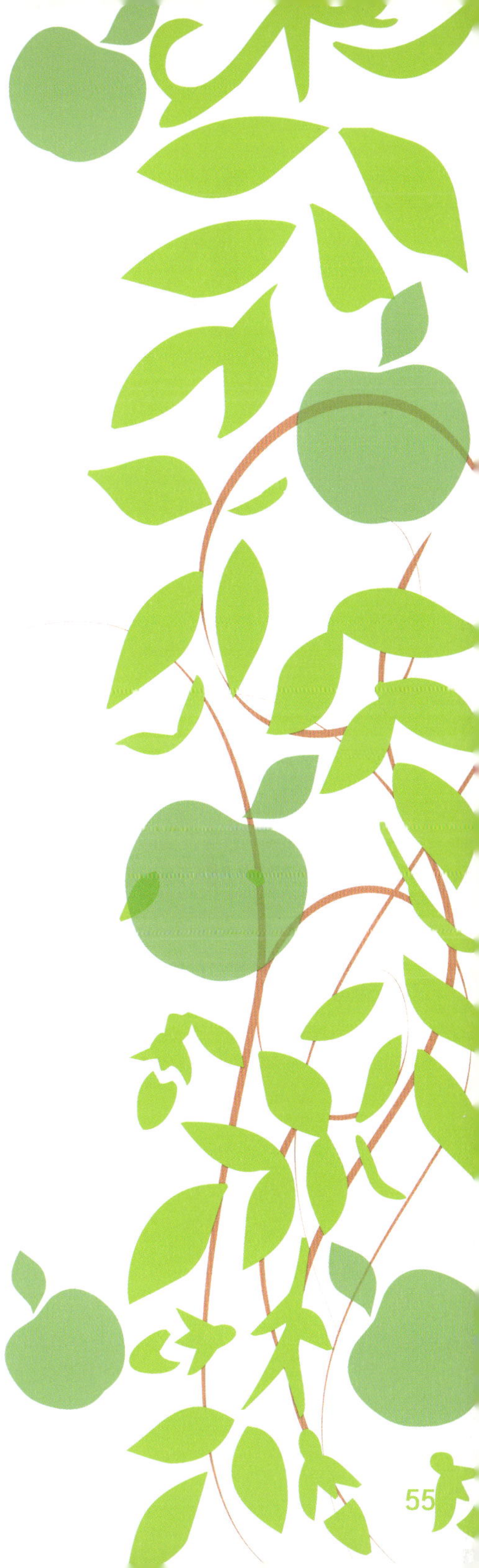

Was wir vom Apfelessig erwarten dürfen

Apfelessig ist ein Hausmittel mit jahrhundertealter Tradition. Er ist auch zentraler Bestandteil der Vermonter Volksmedizin, mit der man zahlreiche Beschwerden kurieren kann, die aber vor allem der Vorbeugung dient. Die Gesundheitsvorsorge basiert auf den drei Stützpfeilern: Reinheit, Ausgewogenheit, Regelmäßigkeit.

Nach Meinung der Volksmedizin kann man viel dafür tun, damit Krankheiten gar nicht erst entstehen. Diese Gesundheitsvorsorge basiert auf drei wichtigen Säulen:

- Reinheit – der Lebensmittel, die man isst, der Flüssigkeiten, die man trinkt, und der Luft, die man einatmet.
- Ausgewogenheit – sowohl die Auswahl der Speisen als auch das Verhältnis zwischen Aktivität und Erholung betreffend.
- Regelmäßigkeit – hinsichtlich gesundheitsfördernder Gewohnheiten wie der Einnahme von naturtrübem Apfelessig mit goldgelbem Honig.

Ziel einer solchen naturgemäßen Lebensweise ist es, Krankheiten möglichst fernzuhalten und die körperliche Vitalität bis ins hohe Alter zu bewahren. »Apfelessig ist weniger ein Heilmittel für bestimmte Leiden, sondern vielmehr ein Förderer der Gesundheit an sich«, befand der Apfelessig-Befürworter Cyril Scott.

Cyril Scott zählt zu den ersten Apfelessig-Medizinern. 1949 erschien sein Büchlein »Cider Vinegar« auf dem amerikanischen Markt. Erst 1969 folgte die deutsche Übersetzung »Für Deine Gesundheit – Apfelessig«. Neben dem sauren Würzsaft befürwortete er auch Schwarze Melasse, ein Zuckerrohrprodukt, als Therapeutikum aus der Natur.

Leichte Beschwerden kurieren

Wenn sich dann doch einmal leichte Beschwerden wie etwa Heiserkeit, Halsschmerzen, eine unregelmäßige Verdauung, Magendrücken, Unwohlsein oder Sodbrennen eingestellt haben, versucht man, sie zunächst mit den natürlichen Haus- und Heilmitteln zu behandeln.

In der bäuerlichen Abgeschiedenheit der Vermonter Berge war ein Arzt keineswegs immer prompt zur Stelle, zudem war jede Visite für die Landwirte auch ein zu bedenkender Kostenfaktor. »Apfelessig tut eine ganze Anzahl verschiedener Dinge aufs beste und ohne schädliche Nebenwirkungen«, so das Urteil Cyril Scotts.

Das kann Apfelessig bewirken:

- Stärkung der Gesundheit bei konsequenter Einnahme in Verbindung mit einer vernünftigen Lebensweise.
- Behandlung leichterer Beschwerden, die einen Arztbesuch zunächst nicht erforderlich machen.

Was Apfelessig nicht ist

Apfelessig ist kein Wundermittel, kein Allheilmittel für vielfältigste Leiden, als das er angepriesen wurde. Keinesfalls ist Apfelessig ein Medikament, das man sich bei ernsthaften oder länger anhaltenden Beschwerden selbst verordnet. Jede gesundheitliche Beeinträchtigung, die länger als drei Tage dauert, mit stärkeren Schmerzen oder Fieber einhergeht sowie alle Zweifelsfälle gehören in die Hand eines Arztes. Von einer Selbstbehandlung mit einem Hausmittel ist dann unbedingt abzuraten. Allerdings kann ein Naturheilmittel wie Apfelessig auch ergänzend zu einer ärztlichen Therapie durchaus noch seine positive Wirkung entfalten.

Wer regelmäßig Apfelessig zu sich nimmt, tut viel für seine Gesundheit, er fördert das allgemeine Wohlbefinden, stärkt das Immunsystem und lindert kleinere Beschwerden. Selbstverständlich ist er nicht zur Behandlung ernsthafter Erkrankungen geeignet, die immer in die Hand eines Arztes gehören.

Auf die Signale des Körpers achten

Jede Volksmedizin beruht in erster Linie auf Erfahrungen, die von einer Generation zur nächsten weitergegeben werden. Die Wirkung so mancher Mittel und Methoden ist jedoch nicht wissenschaftlich belegt. Was nun den Apfelessig anbelangt, so sind einzelne Inhaltssubstanzen zwar gründlich analysiert worden, aussagekräftige Reihenuntersuchungen über die positiven Auswirkungen der rotbraunen Gärflüssigkeit an sich liegen jedoch noch nicht vor. Es sollten daher stets die Signale des Körpers im Vordergrund stehen. Wer unerwarteterweise einmal feststellen sollte, dass ihm Apfelessig nicht bekommt, mag seine Gesundheit auf andere Weise stärken. Auch altbewährte Mittel, die schon vielen genützt haben, sind nicht zwingend für jeden Menschen geeignet.

Apfelessig und Honig, ein Gesundheitselixier

Der Vater der Apfelessig-Therapie, D. C. Jarvis, rät dazu, das tägliche Apfelessig-Wasser mit ein bis zwei Teelöffeln Honig anzureichern.

Apfelessig und Honig sind ein ideales Paar. Die Honigsüße puffert die Essigsäure geschmacklich ab, das Getränk wird vollmundiger, erhält mehr Volumen.

Außerdem spendet der Bienenhonig überaus kostbare Ingredienzen. Gerade die traditionellen Anwendungsbereiche für den Apfelessig – wie Verdauungsbeschwerden, Erkältungen, Husten, Schlaflosigkeit oder Erschöpfungszustände – decken sich mit denen des Honigs. Durch die Kombination beider Stoffe verdoppeln sich auch die Heilkräfte.

info

Honig ist zuckerreicher Blütennektar, den die Bienen in ihren Honigmägen mit Enzymen anreichern und dem sie zugleich das Wasser entziehen. Weil die Insekten den Honig quasi vorverdauen – seine langkettigen Mehrfachzucker werden dabei in kurze Einfachzucker zerlegt –, ist er ein so rasch wirkender und bekömmlicher Energiespender. Unser Organismus kann die Einfachzucker umgehend resorbieren und muss sie nicht selbst aus den Mehrfachzuckern gewinnen.

Die sanfte Heilkraft des Honigs

In den alten Hochkulturen war Honig nicht nur Nahrung und der einzige zur Verfügung stehende Süßstoff, sondern auch ein wichtiges Heil- und Stärkungsmittel. Hippokrates, der berühmteste Arzt der Antike, verordnete ihn innerlich zur Fiebersenkung und Blutverdünnung, wandte ihn äußerlich bei eiternden Wunden und Verbrennungen an.

Die griechischen Olympioniken aßen ihn täglich, um ihre Kondition zu bewahren oder wiederzuerlangen. Den alten Germanen war der Honig derartig teuer, dass sie die Bienen zu den heiligen Tieren zählten, in deren Gegenwart keine bösen Worte fallen und keinerlei Streitigkeiten ausgetragen werden durften. Bis heute hat Honig einen außerordentlich wichtigen Stellenwert in der Naturheilkunde, und auch die Schulmedizin weiß inzwischen um seine sanfte Heilkraft.

Fernöstliche Honigrezepte

In Asien gilt Honig von alters her als vollkommenes Nahrungsmittel und allumfassendes Heilmittel. So versuchen die Tibeter seit jeher, allen Beschwerden, die mit starken Verschleimungen einhergehen – wie etwa bei einer Bronchitis – mit Diäten beizukommen, die viel Honig enthalten und die auf der anderen Seite möglichst sauer und leicht sind, Bedingungen also, die ein Apfelessig-Getränk mit Honig auch bestens erfüllt.

Die altindische Ayurveda-Lehre rät bei Husten, Bronchitis und Erkältungen zu heißer Milch mit Honig. Das süße Bienenerzeugnis wird auch als Mittel gesehen, um wieder Klarheit im Bewusstsein zu schaffen, und indische

Heilkundige empfehlen, bei Vergesslichkeit und Konzentrationsstörungen morgens und abends einen Teelöffel Honig mit etwas Kalmuswurzelpulver einzunehmen.

Die traditionelle chinesische Heilkunst setzt vor allem bei einer erkältungsbedingt laufenden Nase auf Honig. Auch gegen Verstopfung empfiehlt sie, zwei Esslöffel Honig in einem Glas Wasser gelöst schlückchenweise zu trinken. Gegen Magen- und Darmkatarrh verabreicht man drei Mal täglich vor den Mahlzeiten frisch geschleuderten Bienenhonig.

Die Wirksamkeit dieser zum Teil jahrtausendealten Behandlungsmethoden kann heute auch wissenschaftlich mit der keimtötenden Wirkung des Honigs oder mit seiner Eigenschaft als hervorragender Energiespender bewiesen werden.

Ein Teelöffel Honig im Apfelessig-Getränk rundet den Geschmack fein ab und bietet zudem noch Enzyme, Spurenelemente und Mineralstoffe, die der Gesundheit dienen.

Honig ist Medizin

Von dem Propheten Mohammed heißt es, dass er jeden Morgen ein Glas Wasser mit Honig zu trinken pflegte. Er soll einmal gesagt haben: »Wenn jemand Honig isst, dann betreten tausend Heilmittel seinen Magen, und eine Million Krankheiten verlassen ihn.«

Heute ist diese Äußerung auch medizinisch untermauert. Nehmen wir doch mit einem Teelöffel Honig neben Zucker eine ganze Palette lebenswichtiger Substanzen wie Enzyme, Vitamine, Mineralstoffe und Spurenelemente, Säuren, Eiweißbausteine (Aminosäuren) sowie Boten- und Duftstoffe auf. Außerdem beinhaltet er natürliche keimhemmende Substanzen, die unter der Bezeichnung »Inhibine« zusammengefasst werden. Diese Stoffe können Krankheitserreger zerstören beziehungsweise in ihrer Wirkung deutlich abschwächen.

Honig hilft auch bei Erschöpfung und niedrigem Blutdruck, denn die Energie, die er spendet – Fruchtzucker (Fruktose) und Traubenzucker (Glukose) –, kann sofort vom Körper aufgenommen werden und wirkt deshalb unmittelbar belebend und erfrischend.

Des Apfelessigs bester Begleiter

Mittlerweile sind knapp 200 der im Honig enthaltenen Einzelstoffe entschlüsselt, man vermutet jedoch, dass noch einmal so viele unentdeckt in dem Sammelprodukt der Bienen schlummern. Rechnet man die etwa 200 verschiedenen Substanzen hinzu, die sich in einem guten naturtrüben

Apfelessig vereinen, so wird augenfällig, weshalb die Apfelessig-Honig-Kombination ein solches Wirkstoffpaket ist.

Ein Apfelessig-Cocktail, der mit Honig gesüßt wird, ist von unvergleichlich höherem Wert für die Gesundheit als etwa ein mit Süßstoff verfeinerter. Nur Diabetiker und Patienten mit starker Neigung zu Blähungen werden wohl auf die Honigzugabe verzichten müssen.

- Was die Apfelessig-Honig-Kombination wirksam macht: Honig hat ebenso wie Apfelessig einen sanft abführenden Effekt und wirkt sich überhaupt regulierend auf alle Darmfunktionen aus. Ein Glas lauwarmes Apfelessig-Honig-Wasser ist daher der ideale Morgentrank, mit dem man die Verdauung in Schwung bringt oder eine leichte Verstopfung natürlich behandelt.
- Seiner guten antibakteriellen und entzündungshemmenden Wirkung wegen lindert dieses Getränk auch leichte Darminfektionen, die durch Erreger, zum Beispiel in verunreinigtem Wasser, oder durch ungewohnte fremdländische Speisen hervorgerufen werden. Es wirkt heilend bei leichteren Magen-Darm-Erkrankungen und bei Durchfällen.

tipp

Das Qualitätsmerkmal »fermentreich« auf dem Etikett deutet darauf hin, dass es sich um qualitativ hochwertigen Honig handelt. Wer einen besonders mineralstoff- und enzymreichen Honig sucht, sollte einen dunklen, würzigen Waldhonig wählen.

- Honig in Kombination mit Apfelessig ist verstärkt schleimlösend. Ein Getränk aus heißem Wasser, Honig und Apfelessig lindert Beschwerden bei Husten, Schnupfen sowie Bronchitis.
- Des Weiteren kurbelt Honig den Kreislauf an, stärkt die Nerven, ist harntreibend und schweißtreibend. Man nimmt ihn deshalb auch bei Erschöpfung, Schlaflosigkeit und Nervosität, bei Blasenproblemen und fiebrigen Erkältungen gerne ein.

Auf Qualität achten!

Damit der Süßstoff aus der Natur seine volle Heilkraft entfalten kann, sollte auf Qualität geachtet werden. Guter Honig ist möglichst naturbelassen. Wenn er über 40 °C erhitzt wird, gehen viele der gesundheitlich relevanten Bestandteile verloren. Vor allem die hochaktiven Enzyme nehmen dadurch Schaden. Da Honig auch lichtempfindlich ist, sollte man ihn immer geschützt in einem trockenen und dunklen Schrank aufbewahren. Dadurch bleiben seine antibakteriellen und entzündungshemmenden Eigenschaften bewahrt. Aus den genannten Gründen empfiehlt es sich auch, Honig stets nur in kleinen Mengen einzukaufen.

Dass Honig mit der Zeit auskristallisiert, also vom flüssigen in einen festen Zustand übergeht, ist ein natürlicher Prozess. Er verflüssigt sich wieder, wenn man ihn langsam in einem Wasserbad (nicht über 40℃) erhitzt.

Wer braucht eine Apfelessig-Kur?

D. C. Jarvis empfahl die kurmäßige Einnahme des Apfelessig-Honig-Getränks über einen Zeitraum von vier bis acht Wochen als Vorbeugungsmaßnahme und als Heilmittel bei chronischer Müdigkeit, bei allgemeinen Erschöpfungszuständen und Schlafstörungen, bei Wetterfühligkeit, leichteren Formen von Rheuma und Gicht, überhöhten Blutfett- und Cholesterinwerten, Blasenentzündungen, Darmträgheit oder Verstopfung. Eine Apfelessig-Kur hilft aber auch bei allen Erscheinungen, die ursächlich auf einen überforderten Darm zurückgehen können wie chronische Hautprobleme, Gelenkbeschwerden oder Kopfschmerzen.

Darüber hinaus eignet sich eine solche Kur auch ganz hervorragend zur Unterstützung von Entschlackungsmaßnahmen und zum Abnehmen.

Apfelessig mit Süßmolke und Honig ist der ideale Morgentrank für magenempfindliche Personen oder wenn man unter Übersäuerung leidet. Man erhält so ein Apfelessig-Getränk fertig im Reformhaus. Es ist zusätzlich mit Alpenkräutern verfeinert.

Keine Wunder über Nacht erwarten

Wenn Sie Apfelessig kurmäßig einnehmen möchten, sollten Sie täglich den Cocktail aus zwei Teelöffeln Apfelessig, ein bis zwei Teelöffeln Honig in einem Glas Wasser über einen längeren Zeitraum hinweg vor oder nach dem Frühstück schluckweise trinken. Mindestens vier, besser sechs bis acht Wochen sollten es schon sein. Lauwarmes Wasser verstärkt übrigens die verdauungsanregende Wirkung.

Das Frühjahr ist der ideale Zeitpunkt für eine Apfelessig-Kur. Manche halten es allerdings mit den Vermonter Bauern und trinken den Apfelessig-Cocktail zur allgemeinen Gesundheitsvorsorge jeden Morgen.

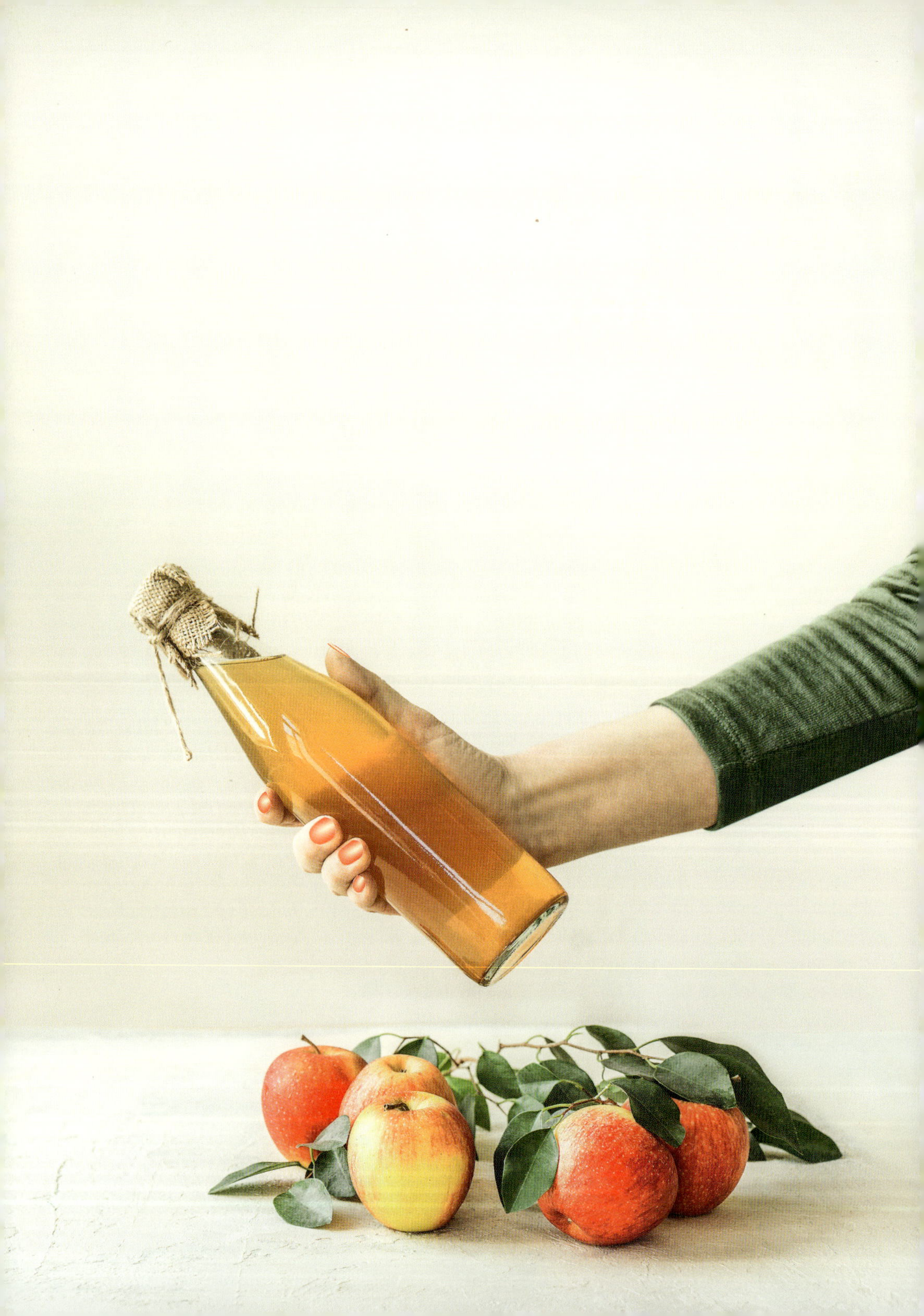

Rezepte für die Gesundheit

130 bewährte Apfelessig-Anwendungen von A bis Z

Jede Generation und so manche Familie hat einen eigenen Erfahrungsschatz an Hausmitteln zusammengetragen und die bekannten volksmedizinischen Mittel und Anwendungen in dem einen oder anderen Fall erweitert und variiert. Alles, was rund um den Apfelessig Ihrer Gesundheit nützt, ist hier leicht handhabbar in alphabetischer Reihenfolge zusammengestellt.

Was aus Erfahrung gut wirkt, finden Sie im folgenden umfassenden Katalog erprobter Apfelessig-Rezepturen. Die Dosierungen, die bei den nachfolgenden Anwendungsmöglichkeiten vorgeschlagen werden, sind Mittelwerte, die sich bewährt haben.

Probieren, was am besten wirkt

Von Fall zu Fall können Abweichungen von den angegebenen Mengen sinnvoll sein. Probieren Sie ruhig aus, was Ihnen am besten bekommt. Experimentieren Sie mit einigen Teelöffeln mehr oder weniger, und Sie werden rasch merken, welche Dosierung die erhoffte Wirkung am besten erzielt.

Vor Überdosierungen beim Einsatz von Apfelessig zur Linderung von Beschwerden braucht man sich nicht zu fürchten. Der saure Geschmack bewahrt davor, dass man zu viel einnimmt. Die optimale Dosierung wird man nach einiger Zeit selbst herausfinden.

Atemstörungen

Wer gelegentlich schlecht Luft bekommt, kann es mit einer Apfelessig-Anwendung versuchen. In der »Essigklinik« im rheinland-pfälzischen Weinbauort Edenkoben wird selbst bei chronischen Atemwegserkrankungen wie Asthma bronchiale oder Raucherbronchitis mit der Inhalation von Essigdämpfen eine deutliche Linderung erzielt. Die aufsteigenden Essigdämpfe wirken in der Lunge durchblutungsfördernd, schleimlösend und keimtötend.

Bewährte Apfelessig-Anwendungen der Volksheilkunde

Einnehmen

Rühren Sie 2 Teelöffel Apfelessig und 1 bis 2 Teelöffel Honig in 1 Glas Wasser ein. Trinken Sie die Mischung so langsam in kleinen Schlucken oder teelöffelweise, dass Sie dafür etwa 30 Minuten benötigen. Versuchen Sie sich zu entspannen. Wenn die Beschwerden nach einer halben Stunde nicht nachgelassen haben, trinken Sie ein weiteres Glas.

Inhalieren

Erhitzen Sie Apfelessig und Wasser in Mischungsverhältnis 1:1 und inhalieren Sie die aufsteigenden Essigdämpfe unter einem Handtuch bis zu 5 Minuten lang.

Handwickel

Einem alten Hausrezept zufolge lassen Atembeschwerden nach, wenn man

Schon in der Antike wurde Apfelessig zur Heilung verschiedener Beschwerden eingesetzt. Auch Hippokrates empfahl die Inhalation von Apfelessig-Dämpfen bei Atembeschwerden.

sich mit Apfelessig getränkte Stoffstreifen um die Handgelenke wickelt. Da man sich häufig ins Gesicht fasst, gelangen damit durchblutungsfördernde Essigausdünstungen in die Atemwege.

Aufstoßen

Aufstoßen oder Rülpsen wird hervorgerufen, wenn plötzlich Luft oder andere Gase aus dem Magen aufsteigen. Die Luft hat man vorher geschluckt – mit Luftbläschen, die in bestimmten Speisen (Schlagsahne, Eis, Omelette), in kohlensäurehaltigen Getränken oder im Speichel enthalten sind. In gewissem Umfang ist Aufstoßen ganz natürlich. Wenn es häufig auftritt, kann es die Folge einer ernsteren Erkrankung sein.

Bewährte Apfelessig-Anwendungen der Volksheilkunde

Einnehmen

Trinken Sie zur Vorbeugung 1 Glas Wasser mit 2 Teelöffeln Apfelessig (nach Belieben mit 1 bis 2 Teelöffeln Honig gesüßt) jeweils zu den Mahlzeiten. Diese Anwendung ist jedoch nicht geeignet, wenn das Aufstoßen von einer Magenerkrankung verursacht wird.
Bei akuten Beschwerden nehmen Sie 1 Esslöffel Wasser mit einigen Tropfen Apfelessig ein.

Würzen

Würzt man Salate, Gemüse, Suppen, Fisch- und Fleischgerichte mit Apfelessig, werden sie leichter verdaulich.

Blähungen

Blähende Speisen wie Hülsenfrüchte, Kohl, Zwiebeln, Rettich oder Milchprodukte erzeugen vermehrt Gase im Verdauungstrakt. Auch bei Personen, die ständig zu viel essen, bilden sich verstärkt Verdauungsgase infolge von Fäulnis- und Gärprozessen im Darm. Durch die regelmäßige Einnahme von Apfelessig kann man seine Darmverhältnisse günstig beeinflussen und Blähungen vorbeugen. Apfelessig fördert auch die Speichelproduktion und hilft so, blähende Speisen besser zu verdauen.

Apfelessig spielt auch in der feinen Küche eine große Rolle. Salatmarinaden und Dips, mit Apfelessig oder einer Mischung aus Apfelessig und anderen Essigen angemacht, schmecken besonders würzig.

Bewährte Apfelessig-Anwendungen der Volksheilkunde

Einnehmen

- Trinken Sie bei akuten Beschwerden 1 Glas Apfelessig-Wasser (ohne Honig) in kleinen Schlucken. Die Verdauung und das Stoffwechselgeschehen werden angekurbelt und Fäulnisbakterien dadurch bekämpft.
- Wer regelmäßig unter Blähungen leidet, sollte jeweils 5 Minuten vor jeder Mahlzeit 1 Esslöffel Wasser mit einigen Tropfen Apfelessig einnehmen. Diese Mischung sollten Sie eine Weile im Mund behalten, ehe Sie sie hinunterschlucken.
- Hilfreich ist auch, täglich morgens 1 Glas Wasser mit 2 Teelöffeln Apfelessig (ohne Honig) über einen längeren Zeitraum kurmäßig zu trinken.

Blähendes wird leichter verdaulich, wenn Sie dem Gericht bereits beim Kochen einen Schuss Apfelessig hinzufügen.

Umschläge

- Mischen Sie bei starken Beschwerden einen Liter heißes Wasser mit 1/2 Tasse Apfelessig und tränken Sie ein Leinentuch damit. Das Tuch gründlich auswringen und noch warm auf dem Bauch von der Leiste bis zum Brust-ansatz ausbreiten, mit einem trockenen Tuch abdecken. Wenn der Wickel abkühlt, den Umschlag erneuern. Temperierte Leibwickel werden seit jeher zur Unterstützung der Verdauungs- und Leberfunktionen genutzt. Sie wirken schmerzlindernd, entkrampfend und fördern die Durchblutung.

Blasenentzündung

Ursache von schmerzhaften und lästigen Blasenentzündungen sind meist Bakterien (etwa Escherichia coli), die über die Harnröhre eindringen und bis in die Blasenwand wandern. Erwiesenermaßen bewirkt Apfelessig eine Ansäuerung des Harns, und viele Arten von Bakterien können sich in einem sauren Milieu nicht vermehren. Daher wird das Sauergetränk sowohl bei akuten Erscheinungen als auch zur Vorbeugung empfohlen.

Darüber hinaus regt Apfelessig die Harnausscheidung an, wodurch die Bakterien im Zusammenspiel mit möglichst viel Flüssigkeit aus der Blase herausgespült werden.

Blasenentzündungen entstehen oft durch Unterkühlung. Besonders häufig, wenn der nasse Badeanzug nach dem Schwimmern nicht sofort gegen einen trockenen ausgewechselt wird.

Bewährte Apfelessig-Anwendungen der Volksheilkunde

Einnehmen

- Trinken Sie bei akuten Beschwerden zu jeder Mahlzeit 1 Glas Wasser mit 2 Teelöffeln Apfelessig (nach Belieben mit 1 Teelöffel Honig), mindestens 4 Wochen lang.
- Trinken Sie bei chronischen Beschwerden vorbeugend für einige Zeit kurmäßig jeden Morgen 1 Glas Wasser mit 2 Teelöffeln Apfelessig und 1 Teelöffel Honig.

Badezusatz

- Fügen Sie einem Vollbad 1 bis 2 Tassen Apfelessig zu. Diese Anwendung wirkt schmerzlindernd und antibakteriell.

Bluterguss, blaue Flecke

Bei einem Bluterguss sammelt sich Blut im Unterhautzellgewebe, die Stelle schwillt an und verfärbt sich rötlich-blau. Ursache ist meist ein Stoß oder Schlag, eine Verstauchung oder Verrenkung. Durchblutungsfördernde Maßnahmen bewirken, dass sich das angestaute Blut rascher wieder verteilt und die Schwellung zurückgeht. Im Verlauf der Heilung zeigt sich ein Farbwechsel von Rot zu Gelb, bevor die Stelle wieder verblasst.

Bewährte Apfelessig-Anwendungen der Volksheilkunde

Umschläge

- Verrühren Sie Apfelessig mit Salz zu einer Paste, die Sie auf ein Leinentuch streichen. Machen Sie damit einen Umschlag. Ist der Brei getrocknet, die Anwendung wiederholen. Wirkt schmerzstillend und abschwellend.
- Legen Sie ein Leinentuch in sehr kaltes Wasser (Eiswürfel) mit 1 bis 2 Tassen Apfelessig (oder essigsaurer Tonerde). Leicht auswringen und auf den Bluterguss legen, darüber kommt ein trockenes Tuch. Sobald das Leinentuch sich erwärmt, den Umschlag erneuern.

Kompresse

- Vermischen Sie 1/2 Tasse Apfelessig mit 1 Teelöffel Salz. Tränken Sie damit ein Wattepad und pressen Sie es leicht auf den blauen Fleck. Ist die Kompresse trocken, den Vorgang wiederholen.

Hämatome, die nah an der Hautoberfläche liegen, verfärben sich schon nach relativ kurzer Zeit. Je tiefer der Bluterguss im Gewebe ist, desto später wird er sichtbar.

info

Ist kein Essig oder kaltes Wasser zur Sofortbehandlung von Brandwunden vorhanden, versuchen Sie es mit Honig. Er wird umgehend auf die Brandwunde aufgetragen, wirkt desinfizierend und schmerzstillend, weil er antibiotische Stoffe enthält und die gereizte Haut beruhigt. Honig darf aber nur bei leichteren Brandwunden als Notfallmedizin zum Einsatz kommen.

Brandwunden (leichte) und Sonnenbrand

Leichte Verbrennungen sollte man nur selbst behandeln, wenn sie bei Kindern nicht größer als ein Zehn-Cent-Stück, bei Erwachsenen nicht größer als eine 50-Cent-Münze sind. Kühlen Sie als Erste-Hilfe-Maßnahme die Brandwunde einige Minuten unter fließendem sehr kaltem Wasser, bis die Schmerzen nachlassen. Das unterbindet den Verbrennungsprozess im Gewebe.

Bewährte Apfelessig-Anwendungen der Volksheilkunde

Direkte Anwendung

- Gießen Sie nach dem Kühlen unverdünnten Apfelessig über die Brandwunde, oder legen Sie ein mit Essig getränktes Tuch darauf. Kleine Brandwunden verheilen so normalerweise narbenfrei.
- Bei einem Sonnenbrand reibt man betroffene Stellen vorsichtig mit einer Mischung aus Apfelessig und kühler Buttermilch ein.

Aus einer Sprühflasche lässt sich die Apfelessig-Mischung bei kleineren Brandwunden oder anderen Wunden gezielter anwenden und unmittelbarer Hautkontakt wird vermieden.

Aus der Sprühflasche

- Füllen Sie Apfelessig-Wasser (Mischungsverhältnis 1:2) in eine Sprühflasche, und sprühen Sie die verbrannten Hautstellen mehrmals täglich damit ein. Wegen des Sprühkopfs hier nur klaren Apfelessig verwenden, keinen naturtrüben.

Vollbad

- Bei Sonnenbrand wirkt ein lauwarmes Bad mit 1 Tasse Apfelessig als Badezusatz schmerzlindernd. Anschließend vorsichtig trocken tupfen.

Entschlacken

Bei einer Entschlackungskur werden alle Ausscheidungssysteme des Organismus (Darm, Niere, Lunge, Haut) verstärkt zur Ausleitung von Giftstoffen angeregt. Dies geschieht beispielsweise durch Schwitzen, Heilfasten, Monodiäten, entwässernde, abführende und blutreinigende Maßnahmen. Die regelmäßige Einnahme von Apfelessig unterstützt solche Reinigungsprozeduren. Eine entschlackende Wirkung setzt bereits ein, wenn Sie zwei Tage lang, etwa an einem Wochenende, auf feste Nahrung verzichten. Trinken Sie jedoch täglich mindestens drei Liter Kräuter- und Früchtetees, stark verdünnte Obst- und Gemüsesäfte, Mineralwässer sowie Gemüsebrühen und bewegen Sie sich unbedingt sehr viel an der frischen Luft.

Eine hervorragende und leicht durchführbare Entschlackungsmaßnahme ist ein Obst-, Reis-, Kartoffel- oder Gemüsetag. Suchen Sie sich aus, was Sie am liebsten mögen. Dazu viel trinken. Das entwässert, schont den Darm, entlastet den gesamten Organismus und korrigiert das Gewicht.

Bewährte Apfelessig-Anwendungen der Volksheilkunde

Einnehmen

Trinken Sie während einer Fasten- oder Entschlackungskur jeden Morgen 1 Glas Wasser mit 2 Teelöffeln Apfelessig. Stärker wirkt Apfelessig mit Honig und Molke, den es fertig zu kaufen gibt. Mischung und Anwendung wie bei »normalem« Apfelessig.

Massage

Die tägliche Massage des Körpers mit verdünntem Apfelessig-Wasser (1 Teil Apfelessig auf 3 Teile Wasser) belebt und vitalisiert die Haut. Anschließend nicht abtrocknen, sondern die Flüssigkeit vollständig einziehen lassen.

Gurgeln

Geben Sie 1-2 Teelöffel Apfelessig auf 1 Glas Wasser und gurgeln Sie vor dem Zähneputzen. Das wirkt antibakteriell und kurbelt die Giftausscheidung über die Schleimhäute des Mund- und Rachenraums an.

Schwitzbad

Nehmen Sie gelegentlich ein sehr warmes Bad mit 1/4 Liter Apfelessig auf eine Wanne Wasser. Massieren Sie sich unter Wasser mit einer Bürste oder einem Luffahandschuh kräftig von Fuß bis Kopf.

Erschöpfung, Müdigkeit

Regelmäßige Apfelessig-Gaben können helfen, wenn man morgens schwer in Gang kommt, tagsüber Schwung und Lebenskraft fehlen. Ursache dafür können entweder eine vitalstoffarme Ernährung oder Verdauungsstörungen sein, die die Versorgung des Organismus mit solchen lebenswichtigen Substanzen beeinträchtigen. Versuchen Sie es doch eine Weile gezielt mit kaliumreichen Lebensmitteln wie Meeresalgen, Avocados, Rosinen, Datteln, Brokkoli, Bananen, Sellerie und Linsen. Das stärkt die Muskulatur sowie Herz, Lunge und Verdauungstrakt.

Bewährte Apfelessig-Anwendungen der Volksmedizin

Einnehmen

Trinken Sie über einen längeren Zeitraum 1- bis 2-mal täglich ein Glas Wasser mit 1 bis 2 Teelöffeln Apfelessig und 1 Teelöffel Honig. Bei akuter Erschöpfung mehrmals hintereinander stündlich 1 Glas trinken.

Massage

Verdünnen Sie Apfelessig mit Wasser im Verhältnis 1:3. Gießen Sie nach und nach etwas von der Mischung in eine Hand und reiben Sie Ihren Körper damit ab. Beginnen Sie bei den Füßen einschließlich der Fußsohlen und massieren Sie immer auf Ihr Herz zu. Feuchtigkeitsreste nicht abtrocknen, sondern die Flüssigkeit vollständig in die Haut einziehen lassen.

Badezusatz

Nehmen Sie 2- bis 3-mal in der Woche ein Essig-Aktivierungsbad. Geben Sie auf eine Wanne Wasser circa 1/4 Liter Apfelessig. Während des 10- bis 15-minütigen Bades sollten Sie die Dämpfe bewusst einatmen. Ein kalter Guss nach dem Bad steigert die Wirkung.

Fieber

Bei Fieber – d. h. einer Körpertemperatur über 38 °C – handelt es sich nicht um eine Krankheit, sondern meist um das Symptom einer Infektion. Durch das Fieber versucht der Organismus, eingedrungene Erreger abzuwehren. Somit ist Fieber eigentlich positiv zu werten. Es treibt die Genesung voran, stärkt die Abwehr und verringert die Ansteckungsgefahr. Durch das Schwitzen verliert der Körper allerdings sehr viel Flüssigkeit – und damit lebensnotwendige Mineralsalze. Ein Vitalstoffmangel führt rasch zu einem Abbau von Muskelfunktionen und körperlicher Schwäche. Deshalb muss man bei Fieber viel trinken, vor allem mit Mineralwasser verdünnte Obst- und Gemüsesäfte, Gemüsebrühen oder auch Apfelessig-Wasser.

Nach einem anstrengenden Training oder langen Wanderungen wirkt eine Abreibung mit Apfelessig sehr wohltuend und gibt neue Energie.

Wichtig: Nur bei leichterem Fieber kann man erwägen, es zunächst mit den hier genannten Hausrezepten zu versuchen. Wenn

Fieber jedoch andauert oder sogar ansteigt, ist stets ein Arzt hinzuzuziehen. Fieber kann auf schwere Erkrankungen hindeuten.

Da man bei Fieber stark schwitzt, verliert man auch viel Flüssigkeit und dadurch lebensnotwendige Mineralsalze, was den Körper zusätzlich schwächt. Fieberkranke müssen deshalb viel trinken, möglichst Obst- oder Gemüsesäfte, Gemüsebrühe oder Apfelessig-Wasser.

Bewährte Apfelessig-Anwendungen der Volksheilkunde

Einnehmen

Trinken Sie mehrmals täglich 1 Glas Mineralwasser mit 1 bis 2 Teelöffeln Apfelessig und etwas Honig. Mit dem Apfelessig-Wasser führt man seinem Körper Flüssigkeit und Mineralsalze zu. Außerdem wirkt es keimtötend.

Wadenwickel

Tauchen Sie zwei Leinentücher in kaltes Apfelessig-Wasser (im Mischungsverhältnis 2:1), wringen Sie sie aus und wickeln Sie sie um Ihre Unterschenkel. Darüber kommt jeweils ein trockenes Handtuch. Decken Sie sich gut zu. Nach einer halben Stunde können Sie die Wickel abnehmen. Sie sollten mindestens 30 Minuten ruhen, ehe Sie den Vorgang – falls nötig – wiederholen.

Schwitzbad

Diese Maßnahme ist nur sinnvoll, wenn sich eine fiebrige Erkrankung gerade ankündigt, nicht jedoch, wenn sich schon höhere Temperaturen eingestellt haben. Lassen Sie die Wanne mit Wasser vollaufen, das so warm ist wie Ihre Körpertemperatur. Gießen Sie 1/4 Liter Apfelessig dazu. Entspannen Sie sich 15 Minuten lang in dem wohltuenden Apfelessig-Bad und atmen Sie bewusst die aufsteigenden Dämpfe ein.

Dann steigen Sie rasch aus der Wanne, schlüpfen, ohne sich vorher abzutrocknen, in einen Frotteebademantel und legen sich damit ins Bett. Nachdem Sie 1/2 Stunde geschwitzt haben, ziehen Sie den Bademantel aus und trocknen sich gut ab. Am besten schlafen Sie jetzt eine Weile. Ein kreislaufbelastendes Schwitzbad sollte man nicht häufiger als alle drei Tage machen.

Die häufig vergessenen Hausmittel wie Wadenwickel, Schwitzbad und Essigsocken bewähren sich oft bei dem Versuch, Fieber auf natürliche Weise zu senken. Es muss aber unbedingt ein Arzt aufgesucht werden, wenn diese Anwendungen nicht relativ rasch wirken.

Essigsocken

Tauchen Sie Socken aus reiner Baumwolle in Essigwasser (Mischungsverhältnis 1:1), wringen Sie sie leicht aus und ziehen Sie sie an. Streifen Sie dicke Wollsocken darüber. Wickeln Sie ein Handtuch um Ihre Füße und packen Sie sich warm ein.

Wadenwickel sind bei höherem Fieber ein erprobtes und vor allem wirksames Hausmittel.

tipp

Starke Menstruationsblutungen werden durch die regelmäßige morgendliche Einnahme von Apfelessig-Wasser normalisiert. Bei Schmerzen empfiehlt die Volksmedizin, bis zu 5 Stunden hintereinander 1-mal pro Stunde 1 Glas Wasser mit 1 TL Apfelessig einzunehmen.

Wenn die Socken trocken sind, können Sie den Vorgang wiederholen. Das ist ein sehr altes Hausrezept zur Fiebersenkung und durchaus empfehlenswert.

Frauenbeschwerden

Bei allen infektiösen Problemen im Intimbereich ist der Arzt der einzig richtige Ansprechpartner. Spülungen mit Apfelessig machen aber, als Unterstützung der ärztlichen Therapie, durchaus Sinn. Etwa, wenn nach medikamentöser Behandlung die Genitalflora empfindlich gestört wurde, sodass neben krank machenden Mikroorganismen auch die nützlichen verschwunden sind. Apfelessig-Spülungen haben da einen regulierenden Effekt. Denn eine ein- bis zweiprozentige Essiglösung hat einen vergleichbaren Säuregehalt (pH-Wert) wie der weibliche Intimbereich. Daher empfehlen auch Frauenärzte vorbeugend gelegentliche Spülungen mit Apfelessig-Wasser, damit die Vaginalflora ihr natürliches Gleichgewicht bewahrt oder nach einer Medikamenteneinnahme wiedererlangt. Auch bei Brennen oder Juckreiz kann man es damit versuchen.

Bewährte Apfelessig-Anwendungen der Volksheilkunde

Spülung

Führen Sie bei Beschwerden 1- bis 2-mal täglich eine Vaginalspülung durch. Beginnen Sie mit einer Mischung aus 3 Teilen warmem Wasser und 1 Teil Apfelessig. Wenn Sie die Lösung gut vertragen, können Sie das Mischungsverhältnis auf 1:1 steigern, aber spülen Sie trotzdem nicht häufiger.
Zur Vorbeugung genügt es, 1- bis 2-mal wöchentlich eine Spülung durchzuführen.

Fußpilz

Verantwortlich für Fußpilz sind auf der Haut lebende Organismen, die es warm und feucht mögen. Ein Schwitzen der Füße ist deshalb nach Möglichkeit zu vermeiden. Schuhe aus Leder und Socken aus Naturfasern sind günstiger als andere Materialien. Laufen Sie, sooft es geht, barfuß. Die Zehenzwischenräume sollten auch immer vollkommen trocken sein.

Bewährte Apfelessig-Anwendungen der Volksheilkunde

Fußbad

Nehmen Sie mindestens 2-mal täglich ein Fußbad. Geben Sie 1 Tasse Apfelessig und 1/2 Tasse Salz auf 1 Liter warmes Wasser. Salz wirkt schweißbindend und macht die Füße aufnahmebereit für die desinfizierende Essigsäure. Baden Sie Ihre Füße jeweils 5-10 Minuten lang.

Um Fußpilz zu vermeiden, sollte man in Schwimmbädern, in der Sauna oder in Trainingsräumen möglichst nicht barfuß herumlaufen, sondern immer in geeigneten Sandalen oder Schuhen, die auch vorbeugend desinfiziert werden können.

Kompresse

Betupfen Sie die betroffenen Stellen mehrmals täglich mit einem Wattepad, das Sie mit purem Apfelessig getränkt haben. Das kühlt, lindert den Schmerz und den Juckreiz.

Essigsocken

Tauchen Sie Baumwollsocken in Apfelessig-Wasser (Mischungsverhältnis 1:1), wringen Sie sie aus und ziehen Sie sie an. Streifen Sie Wollsocken darüber. Lassen Sie die Essigsocken an, bis diese getrocknet sind.

Wäschezusatz

Weichen Sie getragene Socken und Strümpfe zuerst 1/2 Stunde in Apfelessig-Wasser ein, bevor Sie sie zur Wäsche geben.

Gelenkschmerzen

Nach eigenen Aussagen leiden 40 Prozent der deutschen Bevölkerung in der kalten Jahreszeit unter rheumatischen Schmerzen. Grob unterscheidet man zwischen Gelenkentzündungen (Arthritis) und Gelenkschmerzen, die eine Folge von Abnutzungen, Verschleißerscheinungen oder Überlastungen der Gelenke sind (Arthrosen). Auch schmerzende Muskelverkrampfungen oder die Gicht, die von zu vielen Harnsäurekristallen in den Gelenken herrührt, gehören zum »rheumatischen Formenkreis«. Mit Ausnahme der Arthrosen kann man es bei allen leichteren Fällen von Rheuma durchaus einmal mit Apfelessig versuchen.

Als Hausmittel gegen arthritische Beschwerden gilt auch der tägliche Genuss von 1 Glas Tomatensaft mit 1 bis 2 Teelöffeln Apfelessig.

Betroffene haben damit Berichten zufolge schon sehr gute Erfahrungen gemacht. So wusste D. C. Jarvis von einem älteren Farmer, der »so steife Gelenke hatte, dass er kaum mehr ein Glied rühren konnte«. Er litt auch unter ständigen und teilweise heftigen Schmerzen. Nachdem er über

Selbst wenn es schwerfällt, sollte man sich bei Gelenkbeschwerden viel bewegen. Den meisten Menschen, die trotz ihrer Schmerzen Rad fahren, schwimmen oder laufen, geht es anschließend besser. Wichtig ist auch ein normales Gewicht, denn jedes Pfund zu viel belastet die Gelenke.

einen längeren Zeitraum regelmäßig Apfelessig eingenommen hatte, »ließen die Schmerzen in dem Maße nach, wie die Beweglichkeit zunahm«.

Bewährte Apfelessig-Anwendungen der Volksheilkunde

Einnehmen

Bei chronischen Beschwerden empfiehlt die Volksmedizin, über einen längeren Zeitraum 3-mal täglich 1 Glas Wasser mit 1 bis 2 Teelöffeln Apfelessig und 1 Teelöffel Honig zu den Mahlzeiten zu trinken. Sobald eine Besserung eingetreten ist, kann die Dosis auf 1 Glas des Getränks am Morgen reduziert werden.

Bei akuten arthritischen Beschwerden wird empfohlen, mehrere Stunden hintereinander 1-mal stündlich 1 Teelöffel Apfelessig auf 1 Glas Wasser einzunehmen. Sie können ab und an etwas Honig zugeben.

Umschläge

Als Soforthilfe werden Umschläge mit in Apfelessig-Wasser (Mischungsverhältnis 1:3) getauchten Tüchern empfohlen. Dabei lindern eiskalte Umschläge (Eiswürfel) eher Beschwerden, die auf eine entzündliche Arthritis zurückgehen, wohingegen warme Umschläge normalerweise eher bei Arthrosen angezeigt sind und helfen. Ein Kalt-Warm-Vergleich kann bei der Selbstdiagnose hilfreich sein.

Hämorrhoiden

Etwa 70 Prozent der Erwachsenen leiden unter Hämorrhoiden, die mit Brennen, Juckreiz und Schmerzen verbunden sein können. Neben Apfelessig-Anwendungen werden warme Kamillenbäder oder Eichenrinden-Abkochungen als angenehm empfunden. Wichtig ist vor allem, für eine regelmäßige und sanfte Verdauung zu sorgen.

Für Hämorrhoiden – knotenförmige Ausweitungen und Wucherungen im Gefäßnetz, das die Schleimhaut des Enddarms umhüllt – ist meist eine erbliche Disposition (Bindegewebsschwäche) die Ursache. Durch ballaststoffarme Ernährung, überwiegend sitzende Lebensweise, Belastungen durch Übergewicht oder durch eine Schwangerschaft werden die Venen zusätzlich belastet. Tägliche Apfelessig-Getränke und Waschungen mit Apfelessig-Wasser haben sich als hilfreich erwiesen. Der von außen aufgetragene Apfelessig kann bewirken, dass sich die aufgeblähten Venenknötchen zusammenziehen, und verhindert, dass sie sich entzünden. Vollkornprodukte, viel Obst und Gemüse, Trockenobst in Verbindung mit viel Flüssigkeit sowie regelmäßige Bewegung sind ebenfalls hilfreich.

Bewährte Apfelessig-Anwendungen der Volksheilkunde

Direkte Anwendung

Tränken Sie ein Pad mit reinem Apfelessig, und legen Sie es auf die schmerzenden Knötchen. Dies hat einen zusammenziehenden Effekt (adstringierend). Das Pad und den Apfelessig sollten Sie zuvor kurz ins Eisfach legen.

Waschung

Fügen Sie kaltem Wasser (Eiswürfel) einige Esslöffel Apfelessig hinzu und führen Sie regelmäßig Waschungen damit durch. Das kühlt zumindest und desinfiziert. Waschungen nach jedem Toilettengang mit kaltem Wasser und etwas Apfelessig wirken vorbeugend.

Einnehmen

Nehmen Sie kurmäßig 1-mal im Jahr für 6 bis 8 Wochen regelmäßig ein Getränk aus Apfelessig und Wasser ein. Das unterstützt die äußere Anwendung von innen heraus.

Halsschmerzen

Leichtere Formen von Halsschmerzen, die Begleiterscheinung einer Rundum-Erkältung sind, können durch volksmedizinische Maßnahmen wirksam gelindert werden. Essigsäure hat schon in der schwachen Konzentration von nur zwei Prozent eine stark keimtötende Wirkung und zerstört beispielsweise Eitererreger wie Staphylokokken binnen 20 Minuten. Per Essig-Inhalation, wie sie auch in einer bekannten Essigklinik üblich ist, bekämpft man Bakterien in den Atemwegen, regt die Lungendurchblutung an und erwirkt eine Schleimlösung. Auch Gurgeln oder Halswickel mit Obstessig sind altbewährte Hausmittel gegen Halsschmerzen.

Bei starken Halsschmerzen, die fast immer auf eine Rachen-, Kehlkopf- oder Mandelantzündung hinweisen, die möglicherweise durch Streptokokken verursacht wurde, muss unbedingt ein Arzt aufgesucht werden.

Wichtig! Starke Halsschmerzen immer ärztlich behandeln lassen. Bei einer Streptokokken-Infektion etwa ist die Einnahme von Antibiotika unerlässlich.

Bewährte Apfelessig-Anwendungen der Volksheilkunde

Inhalieren

Mischen Sie Wasser und Apfelessig zu gleichen Teilen und erhitzen Sie die Mixtur. Inhalieren Sie die aufsteigenden Dämpfe unter einem Frottiertuch etwa 3 bis 5 Minuten lang.

Einnehmen

Verrühren Sie 1/4 Tasse Apfelessig und 1/4 Tasse Honig zu einem dicken Sirup. Nehmen Sie alle 3-4 Stunden 1 Teelöffel davon ein. Vor der Einnahme den Sirup gut durchrühren.

Nach einem alten Hausrezept soll man schon bei den ersten Anzeichen einer Erkältung 1 Glas heißes Wasser mit 1 bis 2 Teelöffeln Apfelessig trinken.

Gurgeln

Mischen Sie 1 Teelöffel Apfelessig mit 1/2 Glas lauwarmem Wasser. Nehmen Sie einen Mund voll und gurgeln Sie damit. Zunächst jede Stunde, sobald die Beschwerden nachlassen, alle paar Stunden gurgeln. Beim Gurgeln öfter auch einen kleinen Schluck des Apfelessig-Wassers trinken, um auch tiefer gelegene Bereiche im Hals zu erreichen.

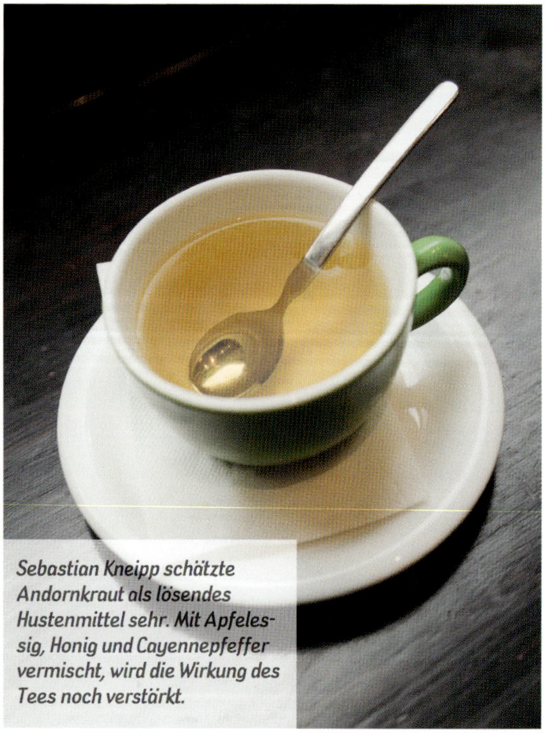

Sebastian Kneipp schätzte Andornkraut als lösendes Hustenmittel sehr. Mit Apfelessig, Honig und Cayennepfeffer vermischt, wird die Wirkung des Tees noch verstärkt.

Halswickel

Stellen Sie aus Obstessig und Heilerde einen Brei her und verteilen Sie ihn auf einem Leinentuch. Das Tuch um den Hals wickeln. Ist die Masse trocken, können Sie den Vorgang wiederholen. Schluckbeschwerden werden so gelindert. Oder ein Leinentuch in Apfelessig-Wasser (Mischungsverhältnis 1:1) tränken, auswringen und um den Hals wickeln. Darüber kommt ein Frottiertuch. Wenn das Apfelessigtuch nicht mehr feucht ist, den Wickel beliebig erneuern.

Heiltee

Übergießen Sie 1 Esslöffel Kraut von weißem Andorn mit 1/4 Liter kochendem Wasser. Lassen Sie den Tee etwa 4 Minuten lang ziehen und seihen Sie ihn erst dann ab. Rühren Sie 1 Teelöffel Honig, 1 Prise Cayennepfeffer und 1 Teelöffel Apfelessig in den Tee. 1- bis 3-mal täglich heiß trinken.

Hautausschläge

Ursache von juckenden und brennenden Hautstellen sind sehr oft aggressive Substanzen in Seifen, Shampoos oder Badezusätzen. Sie entziehen der Haut ihre natürlichen Fette, greifen den Säureschutzmantel an und hinterlassen Rückstände, welche die Haut reizen. Statt dieser Produkte kann man zur Körperpflege auch verdünntes Apfelessig-Wasser verwenden, wie es unsere Großmütter und Urgroßmütter bereits taten. Dadurch regeneriert sich der Säureschutzmantel, und der Hautstoffwechsel normalisiert sich. Zudem wird die Haut desinfiziert und gekühlt.

Schwieriger wird es bei Kontaktekzemen, Nesselfieber oder anderen allergisch bedingten Erscheinungen. Mit Apfelessig wird man zwar die Symptome – Rötungen, Schwellungen, Juckreiz –, nicht jedoch die Ursache beseitigen können.

Bewährte Apfelessig-Anwendungen der Volksheilkunde

Direkte Anwendung

Geben Sie die Schalen von 3 Eiern in ein Schraubglas und übergießen Sie sie mit 1/8 Liter Apfelessig. Verschließen Sie das Glas und stellen Sie es 2 bis 3 Tage an einen dunklen Ort. Die Essigsäure löst die Eierschalen auf. Die übrig gebliebenen Häutchen werden entfernt. Geben Sie etwas von dieser Flüssigkeit in die Hand und tragen Sie sie mehrmals täglich auf die juckenden Hautstellen auf. Diese Tinktur mit einem sehr hohen Kalziumanteil hat eine antiallergische und desinfizierende Funktion. Zur Stoßversorgung mit Kalzium sollte man öfter auch ein Glas davon trinken.

Badezusatz

Verwenden Sie 1 Tasse Apfelessig als Badezusatz für ein Vollbad. Das beruhigt die Haut und reguliert den Säureschutz.

Massage

Duschen Sie die juckenden Hautstellen mit kaltem Wasser ab. Das aktiviert die körpereigenen Abwehrkräfte. Trocknen Sie sich anschließend vorsichtig ab. Verdünnen Sie Apfelessig mit Wasser im Verhältnis 3:1 und streichen Sie die Lösung sanft in die Haut ein. Am besten von Kopf bis Fuß, immer in Richtung zum Herzen hin auftragen. Trocknen Sie sich nicht ab, sondern lassen Sie die Flüssigkeit in die Haut einziehen.

Wer zu Hautausschlägen neigt, sollte auch daran denken, Waschpulver, Körperlotionen, Deodorants u. ä. auf ihre allergische Wirkung hin zu prüfen.Oft tritt eine spontane Besserung ein, wenn nur noch solche Produkte benutzt werden, die allergiegetestet und deshalb hautverträglicher sind.

Gesichtsdampfbad gegen unreine Haut

Mischen Sie in einem Topf einen halben Liter Apfelessig und einen halben Liter Wasser, erhitzen Sie die Flüssigkeit, und setzen Sie Ihre Gesichtshaut unter einem Handtuch etwa fünf Minuten den heilenden heißen Essigdämpfen aus.

Tupfen Sie nach dem Abtrocknen Ihr Gesicht mit einer Lösung aus 2 Teelöffeln Apfelessig und einer Tasse Wasser ab, damit sich die Poren wieder schließen. Das Dampfbad dient der Tiefenreinigung, desinfiziert und beruhigt die Haut, beschleunigt das Abheilen und mildert Juckreiz.

Einnehmen

Führen Sie – um Ihr Immunsystem zu stärken – eine 2- bis 3-monatige Apfelessig-Kur durch. Verrühren Sie dazu 2 Teelöffel Apfelessig, 1 Teelöffel Honig, 2 EL Sanddorn-Vollfrucht mit 1 Glas Wasser und trinken Sie die Mischung jeden Morgen.

Heuschnupfen

Überempfindlichkeiten gegenüber dem Blütenstaub mancher Gräser oder Bäume sind heutzutage weit verbreitet. Die Symptome dieser allergischen Erkrankung sind die eines heftigen Schnupfens. Apfelessig-Anwendungen können die unangenehmen Begleiterscheinungen ein wenig lindern.

Bewährte Apfelessig-Anwendungen der Volksheilkunde

Einnehmen

Starten Sie mit dieser Maßnahme zwei Wochen vor der Heuschnupfensaison. Trinken Sie morgens und abends jeweils ein Glas Wasser mit 2 Teelöffeln Apfelessig und 2 Teelöffeln Honig. Honig ist hier bedeutsam wegen seiner antiallergischen Wirkung. Nehmen Sie die Mixtur so lange zu sich, bis die Blütezeit jener Pflanzen vorbei ist, die bei Ihnen allergieauslösend wirken.

Inhalieren

Mischen Sie Apfelessig und Wasser im Verhältnis 1:1, erhitzen Sie die Mixtur, und inhalieren Sie die Dämpfe etwa 5 Minuten lang. Die Dämpfe wirken schleimlösend und regen die Lungendurchblutung an.

Husten

Husten ist ein gesundheitsfördernder Reflex, nämlich der Versuch des Körpers, störende Substanzen wie Staub, Rauch, Schleim oder Krankheitserreger aus den Atemwegen zu befördern. Ein gutes Hustenmittel wird den Husten nicht unterdrücken, sondern das Abhusten erleichtern. Sehr wirksam sind Inhalationen mit Apfelessig, weil sie das Abhusten fördern und Krankheitserreger bekämpfen können. Problematisch wird Husten, wenn er sich chronisch verfestigt. Länger andauernder Husten muss unbedingt ärztlich behandelt werden.

tipp

Um nächtlichen Husten zu lindern, kann man einige Tropfen Apfelessig auf seinem Kopfkissen verteilen. Die Dämpfe beruhigen die gereizten Atemwege.

Bewährte Apfelessig-Anwendungen der Volksheilkunde

Inhalieren

Erhitzen Sie Apfelessig und Wasser im Verhältnis 1:1. Breiten Sie ein Handtuch über das Gefäß und Ihren Kopf und inhalieren Sie bis zu 5 Minuten lang.

Einnehmen

- Stellen Sie einen Sirup aus 1/2 Tasse Honig und 3 bis 4 Teelöffeln Apfelessig her. Nehmen Sie 6 Teelöffel davon über den Tag verteilt ein.
- Oder verrühren Sie 2 Esslöffel pulverisierte Süßholzwurzel aus dem Reformhaus mit 2 Esslöffeln Apfelessig und so viel Honig, dass ein dickflüssiger Sirup entsteht. Bis zu 6 Teelöffel dieses Hustenmittels kann man täglich einnehmen.
- Wer nachts vom Husten geweckt wird, sollte jeweils einen Schluck Apfelessig-Wasser mit Honig oder 1 Teelöffel Essig-Honig-Sirup zu sich nehmen.

Brustwickel

Tauchen Sie ein Leinentuch in Apfelessig-Wasser (Mischungsverhältnis 1:1), wringen Sie es aus und wickeln Sie es um den oberen Brustbereich. Darüber ein trockenes Tuch winden. Dick in eine Decke einpacken und 30 Minuten wirken lassen. Das erleichtert die Schleimlösung.

Normalerweise verursachen Insektenstiche keine größeren Beschwerden. Doch manchmal reagieren Betroffene extrem allergisch. Großflächige, juckende Schwellungen und Rötungen der Haut, Schweißausbrüche, Schwindel, Übelkeit, Herzjagen und Atemnot weisen auf einen anaphylaktischen Schock hin, der sofort (not)ärztlich behandelt werden muss.

Insektenstiche

Selbst Stiche von Stechmücken oder Schnaken, die lästig, aber an sich ungefährlich sind, riefen in den vergangenen Jahren

Viele Menschen verwenden chemische Lotionen, um Insektenstiche zu verhindern. Die sind zwar wirksam, können der Haut aber auch schaden. Einige Mückenschutzmittel enthalten zum Beispiel DEET oder DMP. Das sind chemische Stoffe, deren Wirkung auf den Menschen sehr umstritten ist. Es lohnt sich also, zur Vorbeugung und Behandlung auf natürliche Mittel zurückzugreifen.

oft größere Schwellungen hervor als früher oder entzündeten sich sogar. Das könnte an der allgemein erhöhten Allergieanfälligkeit liegen. Es kursieren mancherlei Hausrezepte, die die Plagegeister fernhalten und – wenn das nicht geklappt hat – zumindest den Juckreiz stillen sollen.

Bewährte Apfelessig-Anwendungen der Volksheilkunde

Direkte Anwendung

- Tupfen Sie unverdünnten Apfelessig auf die Einstichstelle oder betupfen Sie sie mit einem sauberen Tuch, das mit Apfelessig getränkt ist. Das desinfiziert und lindert den Juckreiz auch ein bisschen.

Wesentlich besser noch wirkt es, wenn Sie gekühlten Apfelessig verwenden oder einen kleinen Eiswürfel in das essiggetränkte Tuch wickeln. Diese Maßnahmen haben sich auch als Soforthilfe nach der Berührung mit den Tentakeln von Nesselquallen bewährt. Das brennt zwar etwas, stoppt aber die Giftwirkung.

Mückenschutz aus der Kolonialzeit

Das folgende alte englische Rezept stammt noch aus der Zeit, als die Engländer Kolonialherren in tropischen Regionen waren und sich gegen Schwärme von Malaria übertragenden Moskitos zur Wehr setzen mussten.

- *Geben Sie einige Dillkörner, einige Lavendelblüten sowie ein paar Blättchen von Rosmarin, Raute, Salbei, Wermut und Grüner Minze in einen Krug.*
- *Übergießen Sie die Heilkräuter mit 1/2 Liter Apfelessig und lassen Sie die Mischung bedeckt 5 Tage lang an einem mäßig warmen Ort ziehen.*
- *Danach seihen Sie die Kräuter ab und geben 1 Teelöffel Kampferpulver oder 3 Tropfen Kampferöl dazu und füllen den Essig in Flaschen.*
- *Betupfen Sie die Einstichstellen mit dieser Mixtur. Dieser Essig ist nur zur äußerlichen Anwendung geeignet!*

- Als Prophylaxe gegen Insekten empfehlen sich Einreibungen mit Apfelessig-Wasser oder reinem Apfelessig. Das hält die Plagegeister erfahrungsgemäß eine Zeit lang fern.

Badezusatz

1/4 Liter Apfelessig als Badezusatz hält Insekten eine Weile von Ihrer Haut ab.

Kopfschmerzen

Ein einfaches, aber wirkungsvolles Mittel gegen einsetzenden Spannungskopfschmerz ist barfuß laufen im taunassen Gras oder im Schnee. Das kurbelt die Durchblutung kräftig an und löst Blockaden. Ersatzweise können Sie es mit eiskalten Fußbädern versuchen. Reichlich Eiswürfel ins Wasser geben. Ein Spaziergang an der frischen Luft hilft zusätzlich. Heftige und immer wiederkehrende oder ständige Kopfschmerzen sind ernst zu nehmende Warnsignale des Körpers und dürfen auf keinen Fall mit volksmedizinischen Mitteln behandelt werden.

Bewährte Apfelessig-Anwendungen der Volksheilkunde

Spülung

Waschen beziehungsweise spülen Sie Ihre Ohren öfter gründlich mit Apfelessig-Wasser (Mischungsverhältnis 1:1). Das desinfiziert etwas. Danach die Ohren unbedingt sehr sorgfältig trocknen, am besten mit einem Föhn. Hier nur klaren, keinen naturtrüben Apfelessig verwenden.

Einnehmen

Wer häufig unter Spannungskopfschmerz oder Migräne leidet, kann es mit einer Kur versuchen. Trinken Sie dazu 2 bis 3 Monate lang jeden Morgen 1 Glas Wasser mit 1 bis 2 Teelöffeln Apfelessig.

Inhalieren

Bei aufkommendem Kopfschmerz können Sie Wasser und Essig im Verhältnis 1:1 erhitzen und die Dämpfe bis zu 5 Minuten lang inhalieren.

Direkte Anwendung

Reiben Sie Stirn und Schläfen mit etwas unverdünntem Apfelessig ein, oder legen Sie sich ein mit Apfelessig getränktes und ausgewrungenes Tuch auf die Stirn oder in den Nacken. Tuch und Apfelessig zuvor kurzzeitig ins Eisfach legen.

Wer zu Krampfadern neigt, sollte die Beine so oft wie möglich hochlegen. Wer sein Bett am Fußende etwa 10 cm höher stellt, trägt damit sehr zur Entlastung der Venen bei.

Krampfadern

Von Krampfadern (Varizen) spricht man bei geschwächten Beinvenen, die ihrer Aufgabe, das Blut zum Herzen zurückzutransportieren, nur unzulänglich nachkommen können. Die Unterschenkel, die am weitesten vom Herzen entfernt sind, sind hierfür besonders anfällig. Fast immer ist eine erbliche Disposition vorhanden. Ungewöhnliche Belastungen des Blutumlaufs wie Übergewicht, Schwangerschaft, vorwiegend sitzende Lebensweise, Bewegungsmangel oder langes Stehen bringt die Krankheit dann zum Ausbruch. Durch Rauchen oder die Antibabypille wird dies noch zusätzlich begünstigt.

Bewährte Apfelessig-Anwendungen der Volksheilkunde

Direkte Anwendung

Waschen Sie täglich vor dem Schlafengehen und gleich nach dem Aufstehen Ihre Unterschenkel mit unverdünntem Apfelessig ab. Nicht abtrocknen, sondern die Flüssigkeit einziehen lassen. Falls eine Neigung zu Krampfadern in der Familie bekannt ist, sollten Sie dies vorbeugend tun.

Wassertreten

Füllen Sie eine kleine Wanne mit kaltem Wasser. Es sollte Ihnen bis zum Knie reichen. Gießen Sie 1/4 Liter Apfelessig hinein. Treten Sie nun im Wasser etwa 1 bis 2 Minuten auf der Stelle. Schlüpfen Sie anschließend direkt mit nassen Füßen in Baumwollsocken, ziehen Sie darüber ein Paar dicke Socken an und legen Sie die Füße eine Zeit lang hoch.

Viel Bewegung, ein gezieltes Venentraining, Kaltwasseranwendungen und ein normales Gewicht helfen bei Venenschwäche. Betroffene sollten, wann immer es möglich ist, folgende Regel berücksichtigen: Besser laufen und liegen als sitzen und stehen.

Wadenwickel

Tauchen Sie zwei Leinentücher in Apfelessig, wringen Sie sie aus und wickeln Sie sie um Ihre Unterschenkel. Darüber jeweils trockene Tücher winden. 30 Minuten einwirken lassen, die Füße dabei hochlegen.

Magen-Darm-Beschwerden

Die keimtötende Essigsäure im Apfelessig kann leichtere Beschwerden lindern, die durch Erreger in verdorbenen Lebensmitteln oder in verseuchtem, unsauberem Wasser hervorgerufen werden. Wenn die Symptome aber nach zwei Tagen nicht abklingen, muss ein Arzt befragt werden.

Um den Flüssigkeitsverlust und den damit einhergehenden Mangel an Salzen und Mineralstoffen im Körper aufzufangen, sollte auch immer reichlich getrunken werden. Neben dem Apfelessig-Getränk sind Tee und salzige, klare Gemüse- oder Fleischbrühe am besten geeignet.

Bewährte Apfelessig-Anwendungen der Volksheilkunde

Einnehmen

- Trinken Sie, wenn Sie das Gefühl haben, etwas Verdorbenes gegessen oder getrunken zu haben, schon zur Vorbeugung 1 Glas Wasser mit 2 Teelöffeln Apfelessig.
- Wenn sich bereits Beschwerden eingestellt haben, mischen Sie 1 Teelöffel Apfelessig mit einem Glas Wasser. Nehmen Sie alle 5 Minuten 1 Teelöffel davon ein. Dann bereiten Sie ein zweites Glas zu und schlucken alle 5 Minuten 2 Teelöffel davon. Vom dritten Glas schließlich trinken Sie pro Viertelstunde einen Schluck. Zur Weiterbehandlung sollten Sie noch 2 bis 3 Tage nach Abklingen der Beschwerden zu jeder Mahlzeit 1 Glas Apfelessig-Wasser mit 1 Teelöffel Honig einnehmen.

In einer japanischen Apothekerzeitschrift wurde der Hinweis veröffentlicht, dass Essig vor Magengeschwüren schützen kann, die auf Alkoholmissbrauch zurückgehen.

Muskelkater

Muskelkater entsteht durch mikrofeine Verletzungen der Muskulatur, die durch Überanstrengungen hervorgerufen werden. Hinzukommt eine Überschwemmung der Gewebe mit Milch-, Kohlen- und Phosphorsäure, die nicht schnell genug abtransportiert werden können und sich im Gewebe sammeln. Beides erzeugt Schmerzen. Gegen Muskelkater hilft am besten Bewegung, weil sich dadurch die überschüssigen Säuren in den Muskeln schneller abbauen.

Die Regenerationszeit bei einem Muskelkater dauert etwa 48 Stunden, danach sind die Muskeln wieder »fit«. Der Muskelkater dient u. a. dazu, Muskelmasse aufzubauen. Hilfreich gegen die Schmerzen ist auch ein Saunabesuch. Dabei wird die Durchblutung gefördert, und Stoffwechselabfallprodukte werden rascher abtransportiert.

Bewährte Apfelessig-Anwendungen der Volksheilkunde

Vollbad mit Massage

Nehmen Sie ein warmes Bad, dem Sie 1 bis 2 Tassen Apfelessig beifügen. Massieren Sie während des Badens Ihre Füße und Beine, den Rumpf, die Arme und den Hals. Drücken Sie jeden Körperteil sanft und lassen Sie gleich wieder los. Zuletzt Gesicht,

Kopf und Kopfhaut massieren. Nach dem Abtrocknen können Sie besonders schmerzende Muskeln mit purem oder verdünntem Apfelessig einreiben.

Umschlag

Tränken Sie ein Leinentuch mit Apfelessig, streuen Sie etwas Cayennepfeffer darauf und umwickeln Sie die schmerzende Stelle damit. Nach 15 Minuten können Sie den Umschlag wieder abnehmen. Dies ist insbesondere bei verkrampfter und verhärteter Muskulatur zu empfehlen.

Einnehmen

Wer öfter Waden- oder Muskelkrämpfe hat, sollte kurmäßig mindestens 4 bis 8 Wochen lang ein Apfelessig-Wasser-Gemisch mit Honig trinken.

Nasenbluten

Ein Schlag auf die Nase oder zu heftiges Schnäuzen können Äderchen in der Nase platzen lassen, und es kommt zu Nasenbluten. Das ist relativ harmlos, und die Blutung ist meist rasch gestillt. Wenn Nasenbluten häufig auftritt oder die Blutung durch übliche Hausmittel nicht zu stoppen ist, sollte ein Arzt die Ursache klären.

Statt bei Nasenbluten den Kopf in den Nacken zu legen, wie immer wieder empfohlen wird, ist es viel besser, den Kopf nach vorn zu beugen und die Nasenflügel zusammenzudrücken. Durch kalte Umschläge auf die Nase verengen sich die kleinen Blutgefäße, und die Blutung hört schneller auf.

Bewährte Apfelessig-Anwendungen der Volksheilkunde

Tamponade

Rollen Sie etwas Watte oder ein Papiertaschentuch zu einer Tamponade zusammen. Tränken Sie diese mit purem Apfelessig und führen Sie sie in das Nasenloch ein. Nun drücken Sie kurz mit Daumen und Zeigefinger die Nasenflügel immer wieder leicht zusammen. Erst wenn die Blutung aufgehört hat, sollten Sie die Tamponade sehr vorsichtig, damit die Blutung nicht wieder beginnt, herausziehen.

Einnehmen

Bei häufigem Nasenbluten ist eine Apfelessig-Trinkkur über mindestens 6 Wochen sehr empfehlenswert und hilfreich. Nehmen Sie täglich zu den Mahlzeiten 1 Glas Wasser mit 1 bis 2 Teelöffeln Apfelessig und 1 Teelöffel Honig ein.

Nierensteine

Die grieß- oder steinartigen Ablagerungen innerhalb der Nierenkelche oder Nierenbecken, die allgemein als »Nierensteine« bekannt sind, bestehen in 92 Prozent der Fälle aus Kalziumverbindungen (Kalzium-Oxalatsteine, Kalzium-Oxalat-Harnsäuresteine etc.). Als Ursachen werden Stoffwechselstörungen und eine verminderte Urinausscheidung angenommen. Sofern die Steinbildung noch nicht weit fortgeschritten ist, kann man mit einer Apfelessig-Therapie durchaus etwas erreichen. Höchstwahrscheinlich zersetzt Apfelessig im Bereich der Nieren und ableitenden Harnwege Kalziumverbindungen genauso, wie er es in einem verkalkten Wasserkocher auch tut. Sicher ist, dass der Konsum von Apfelessig den Urin sauer macht und dass Kalziumverbindungen in saurem Milieu zerfallen.

Dass es bei Nierensteinen hilft, Apfelessig zu trinken, ist von vielen Betroffenen bestätigt worden. Obwohl der wissenschaftliche Nachweis noch fehlt, sollte vor aufwendigeren Behandlungen die natürliche und unschädliche Apfelessig-Therapie probiert werden.

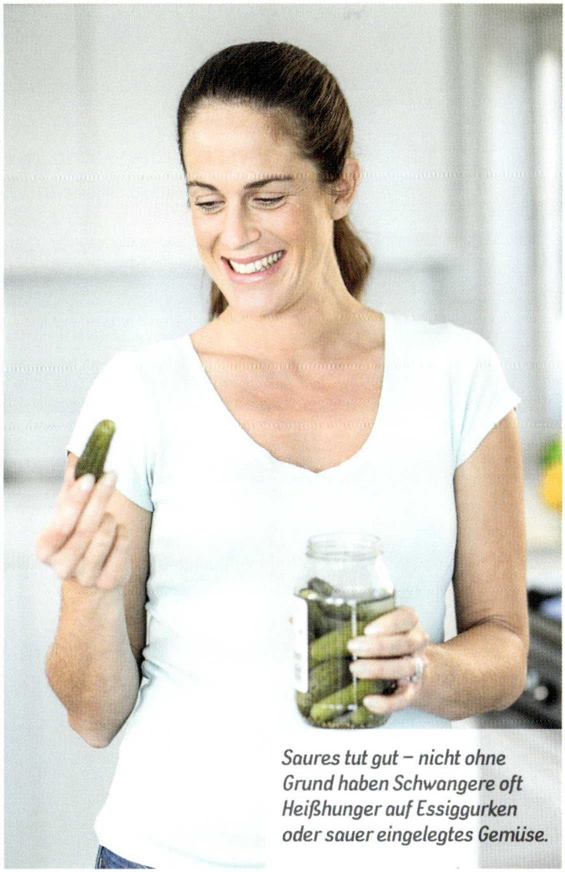

Saures tut gut – nicht ohne Grund haben Schwangere oft Heißhunger auf Essiggurken oder sauer eingelegtes Gemüse.

Bewährte Apfelessig-Anwendungen der Volksheilkunde

Einnehmen

- Trinken Sie morgens, vor dem oder zum Frühstück, 1 Glas Wasser mit 2 Teelöffeln Apfelessig. Sofern Sie mögen, auch noch 1, 2 weitere Male am Tag. Das sollten Sie beibehalten, bis sich die Steine aufgelöst haben.

Ohrenschmerzen

Ohrenschmerzen können ernst zu nehmende Ursachen haben und müssen ärztlich behandelt werden. Ohrenschmerzen, die von einem Ohrpfropf, vom Schwimmen oder einer Erkältung herrühren, können Sie eventuell selbst behandeln. Ein Ohrpfropf ist eine übermäßige Schmalzansammlung im äußeren Gehörgang. Wird der Pfropf nass, kann er aufquellen und Druckschmerzen hervorrufen. Beim »Schwimmerohr« treten Entzündungen im Ohr auf, die von Erregern herrühren, die mit dem Wasser eingedrungen sind. Bei erkältungsbedingten Ohrenschmerzen gelangen Erreger über eine Verbindung mit dem Nasen-Rachen-Raum zum Ohr.

Bewährte Apfelessig-Anwendungen der Volksheilkunde

Spülung

Waschen beziehungsweise spülen Sie Ihre Ohren öfter gründlich mit Apfelessig-Wasser (Mischungsverhältnis 1:1). Das desinfiziert etwas. Danach die Ohren unbedingt sehr sorgfältig trocknen, am besten mit einem Föhn. Hier nur klaren, keinen naturtrüben Apfelessig verwenden.

Ohrentropfen

Träufeln Sie bei leichteren Ohrenschmerzen und zur Vorbeugung eines »Schwimmerohrs« einige Tropfen klaren, keinen naturtrüben Apfelessig in das betroffene Ohr. Dann sollten Sie das Ohrläppchen nach hinten ziehen, um das Eindringen der Flüssigkeit zu erleichtern und nach ein paar Minuten den Kopf wenden, um sie wieder herauslaufen zu lassen. Wiederholen Sie diese Anwendung 3- bis 4-mal täglich.

Bedampfen

Erhitzen Sie Apfelessig-Wasser (das Mischungsverhältnis beträgt 1:1) und bedampfen Sie damit, am besten mit Hilfe einer Trichterspitze, das Ohr 2- bis 3-mal am Tag für einige Minuten.

In den westlichen Industrieländern leiden fast 30 Prozent der Bevölkerung unter Schlafstörungen, bei den über 65-Jährigen sind es sogar 40 Prozent. Bei den Betroffenen sind vor allem die Tiefschlafphasen gestört.

Schlafstörungen

Ein Erwachsener benötigt täglich sechs bis acht Stunden Schlaf, weniger ist auf Dauer gesundheitsschädlich. Ein festes Einschlafritual ist wichtig und beugt Schlafstörungen vor. Dazu gehört beispielsweise, dass man täglich etwa um die gleiche

Zeit und nicht zu früh schlafen geht, das Schlafzimmer gut gelüftet und nicht zu warm ist, dass man ein Glas heiße Milch mit Honig trinkt, ein ansteigendes Bad nimmt (bei 30 Grad beginnen und bis 36 Grad ansteigen lassen), liest oder beruhigende, wohltuende Musik hört. Mögliche Ursachen von Schlafstörungen sind ein überreiztes Nervensystem, psychische Belastungen, übermäßiger Konsum von Alkohol, Nikotin oder Koffein und/oder ein Mangel an körperlicher Aktivität.

Menschen, die unter schlechtem oder gestörtem Schlaf leiden, sollten zunächst die natürlichen Möglichkeiten wie viel Bewegung, ansteigende Bäder und die hier empfohlenen Anwendungen probieren, bevor sie schädliche und nebenwirkungsreiche Schlaftabletten einnehmen.

Bewährte Apfelessig-Anwendungen der Volksheilkunde

Einnehmen

- Trinken Sie abends vor dem Zähneputzen 1 Glas Wasser mit 2 Teelöffeln Apfelessig und 1 Teelöffel Honig. Wenn Sie nachts aufwachen, können Sie ein weiteres Glas davon trinken.
- Statt des Getränks können Sie auch 2 Teelöffel von einem Sirup, bestehend aus 3 Teelöffeln Apfelessig und 1/4 Tasse Honig, einnehmen.

Waschung

Waschungen mit kaltem Wasser, dem 1 Tasse Apfelessig beigemischt wurde, wirken beruhigend. Waschen Sie jeden Körperteil gemächlich mit einem Waschlappen und trocknen Sie ihn ab, ehe Sie mit der Waschung fortfahren. Sparen Sie Ihren Kopf und das Gesicht aus. Statt kaltem kann man auch lauwarmes Wasser verwenden.

Fußbäder

Wechselfußbäder sorgen, abends angewendet, für einen erholsamen Schlaf. Baden Sie Ihre Füße in 38 bis 40 °C warmem Wasser. Wechseln Sie nach 5 Minuten für 5 bis 20 Sekunden in kaltes Wasser, dem 1/2 Liter Apfelessig zugefügt wurde.

Schnupfen

Schnupfen und Erkältungen in der kalten Jahreszeit beugt man am wirkungsvollsten vor durch Abhärtungsmaßnahmen, die das Immunsystem stärken. Man erreicht dies beispielsweise durch regelmäßige Saunagänge, Wechselduschen oder tägliche Bewegung an der frischen Luft. Auch Vitamin

C aktiviert die Abwehrzellen. Essen Sie daher reichlich Kiwis, Zitrusfrüchte, grüne Paprikaschoten und/oder rohes Sauerkraut, denn diese Nahrungsmittel sind wahre Vitamin-C-Bomben. Die allerbesten Lieferanten sind Sanddorn-Vollfrucht und Produkte mit Acerolakirsche.

Bewährte Apfelessig-Anwendungen der Volksheilkunde

Inhalieren

Erhitzen Sie Apfelessig und Wasser zu gleichen Teilen in einem Topf und atmen Sie die aufsteigenden Dämpfe etwa 3 bis 5 Minuten lang ein. Legen Sie sich ein Handtuch über den Kopf, damit die Dämpfe wirken und nicht entweichen. Anschließend sollten Sie möglichst eine Weile ruhen. Nach 1/2 Stunde kann die Prozedur wiederholt werden. Das Inhalieren begünstigt die Verflüssigung des angestauten Schleims.

Einnehmen

Wer unter einer chronisch verstopften Nase, verschleimten Nebenhöhlen und häufigen Erkältungen leidet, sollte eine Apfelessig-Kur durchführen. Trinken Sie mindestens 6 Wochen lang jeden Morgen 1 großes Glas Wasser mit 2 Teelöffeln Apfelessig und 1 bis 2 Teelöffeln Honig.

Kompressen

Wenn die Nase infolge häufigen Schnäuzens stark gerötet ist, wird folgendes Hausmittel empfohlen: Mischen Sie warmes Wasser und Apfelessig (1:1). Tränken Sie ein Wattepad mit der Flüssigkeit und legen es 5 Minuten lang auf die gerötete Stelle. Wiederholen Sie diese Anwendung mehrmals täglich.

Reinigungslösung

Luftbefeuchter bewahren die Nasen- und Rachenwege vor Austrocknung und beugen Schnupfen vor. Verwenden Sie destilliertes Wasser mit einigen Tropfen Apfelessig und reinigen Sie den Behälter des Luftbefeuchters 1-mal wöchentlich gründlich mit Essigwasser.

Schwangerschaftsbeschwerden

Schwangere haben oft Heißhunger auf Saures, Essiggurken oder Heringssalat, sie trinken auch das Apfelessig-Getränk gerne. Biochemiker haben die Erklärung für dieses Phänomen gefunden: Im Essig ist ein Stoff namens Pyrrolchinolinchinon enthalten, der wichtig ist für die Entwicklung der Plazenta, des

Das natürliche Bedürfnis von Schwangeren nach Herzhaftem und Saurem ist erklärbar geworden, seit im Essig ein Stoff namens Pyrrolchinolinchinon festgestellt wurde, der für die Entwicklung der Plazenta wichtig ist.

Mutterkuchens. Wie die Vitamine muss auch dieser Stoff mit der Nahrung zugeführt werden. Es wird spekuliert, ob es sich dabei möglicherweise um ein bislang unbekanntes Vitamin handelt. Jedenfalls sollten Schwangere nach diesen Erkenntnissen ihrem Bedürfnis nach Saurem unbeschränkt nachgeben.

Übrigens war D. C Jarvis ein absoluter Befürworter der Einnahme von Apfelessig in der Schwangerschaft. Seiner langen Erfahrung nach »hat ein Neugeborenes dann dichtes, volles Kopfhaar, kräftige Fingernägel und so starke Muskeln, dass es bereits vor Ende seiner ersten Lebenswoche imstande ist, sein Köpfchen selbstständig vom Kissen zu heben. Im Verlauf seiner weiteren Entwicklung wird das Kind aufgeweckt und geistig rege sein«.

Bewährte Apfelessig-Anwendungen der Volksheilkunde

Einnehmen

- Wer während der Schwangerschaft täglich morgens 1 Glas Wasser mit 2 Teelöffeln Apfelessig und 1 Teelöffel Honig trinkt, beugt morgendlicher Übelkeit vor. Außerdem werden wichtige Mineralstoffe zugeführt. Wer mag, trinkt im Tagesverlauf noch ein zweites Glas.
- Bei einer zu raschen Gewichtszunahme während der Schwangerschaft durch die Heißhungerattacken auf allzu Fettes und vor allem auch Süßes können kleine Portionen von Apfelessig mit Wasser und ein wenig Honig den zu großen Appetit ein wenig dämpfen.

Kompresse

- Nach einem alten und wirksamen Hausrezept kann die morgendliche Übelkeit dadurch gelindert werden, dass man ein Leinentuch mit warmem Apfelessig tränkt und sich so lange auf den Magen legt, bis das Tuch abgekühlt ist. Dann kann der Vorgang wiederholt werden.

Direkte Behandlung

Das tägliche Abtupfen der Brustwarzen mit Apfelessig-Wasser macht sie widerstandsfähiger. Man beugt dadurch Entzündungen vor, wie sie später beim Stillen des Säuglings leicht entstehen können.

Gurgeln

Gurgeln mit Apfelessig-Wasser morgens und abends beugt Zahnfleischent-

zündungen vor und bekämpft Mundgeruch, der infolge der Übelkeit entstehen kann.
Putzen Sie die Zähne aber erst 10 Minuten nach dem Gurgeln, damit die Essigsäure auf Dauer nicht den Zahnschmelz angreift.

Massage

Regelmäßige Massagen mit Apfelessig morgens und abends erhöhen die Hautelastizität und beugen so Schwangerschaftsstreifen vor. Mischen Sie dazu Apfelessig und Wasser im Verhältnis 1:3 und reiben Sie Ihren ganzen Körper damit ab. Massieren Sie immer in Richtung Herz. Hinterher sollten Sie sich nicht abtrocknen, sondern die Flüssigkeit in die Haut einziehen lassen. Anschließend können Sie in Unterbauch, Hüfte und Brüste eine Spezialcreme gegen Dehnungsstreifen einmassieren.

Schweißausbrüche

Schwitzen dient der Wärmeregulierung des Körpers und ist deshalb absolut notwendig und gesund. Übermäßige Schweißabsonderung aber, die insbesondere nachts auftritt, kann auch auf eine durchaus ernste Erkrankung hindeuten. Psychische Erregungs- und Angstzustände, Dauerstress, Wechseljahrsbeschwerden oder starkes Übergewicht gehen ebenfalls oft mit übermäßigem Schwitzen einher.

Wenn Sie weniger Fleisch essen, Salz, scharfe Gewürze, Kaffee und starke alkoholische Getränke in einem vernünftigen Maß genießen, müsste das Schwitzen nachlassen. Geben Sie stattdessen Vollkornprodukten, Fisch, Geflügel, Hülsenfrüchten, Sojaprodukten, Salat, Obst und Gemüse den Vorzug. Zur Sofortbehandlung sind Massagen mit Apfelessig hilfreich.

Zwischen zwei und vier Millionen Schweißdrüsen hat der Mensch. Durch das Schwitzen entledigt sich der Körper auch bestimmter Gift- und Schlackenstoffe, was die körpereigenen Abwehrkräfte stärkt. Der Schweiß, den wir nicht wahrnehmen, hilft bei der Produktion des schützenden Säuremantels.

Bewährte Apfelessig-Anwendungen der Volksheilkunde

Massage

Wer nachts öfter schweißgebadet aufwacht, sollte sich vor dem Schlafengehen mit Apfelessig-Wasser massieren. Mischen Sie Apfelessig und Wasser im Verhältnis 1:3 und reiben Sie sich von Kopf bis Fuß damit ein. Massieren Sie so lange, bis die Flüssigkeit vollständig in Ihre Haut eingezogen ist.

Einnehmen

Sind die Schweißausbrüche auf falsche Ernährung oder hohen Alkoholkonsum zurückzuführen, empfiehlt es sich, über längere Zeit 1- bis 3-mal täglich ein Glas Wasser mit 2 Teelöffeln Apfelessig und ab und zu 1 Teelöffel Honig zu trinken.

Fußbad

Bei schwitzenden Füßen mischen Sie 2 Teile kaltes Wasser und 1 Teil Apfelessig und baden Ihre Füße für einige Minuten darin. Apfelessig desinfiziert und regt die Durchblutung an.

Sodbrennen

Ursache von Sodbrennen ist der Übertritt von salzsäurehaltigem Magensaft in die Speiseröhre. Bei häufigem Sodbrennen können der obere Magenausgang und die Speiseröhre Schaden nehmen.

Sodbrennen kann auch durch den Verzehr von zu viel Süßigkeiten, fetten Gerichten, Weißwein, Kaffee, Alkohol, eisgekühlten Getränken oder heißen Suppen ausgelöst werden. Oft genügt es, den Verursacher einfach wegzulassen, und das Sodbrennen tritt nicht mehr auf. Auch Apfelessig kann helfen. Die Hersteller von Apfelessig in Tablettenform werben gezielt mit der entschlackenden, entsäuernden und Sodbrennen senkenden Wirkung ihrer Nahrungsergänzungsmittel. Ein Apfelessig-Trank ist aber immer vorzuziehen.

Durch eine Umstellung der Ernährungsgewohnheiten kann Sodbrennen oft rasch beseitigt werden. Vor allem das Zuviel sollte vermieden werden. Weniger ist in diesem Fall entschieden mehr.

Bewährte Apfelessig-Anwendungen der Volksheilkunde

Einnehmen

- Chronisches Sodbrennen lässt sich durch eine 2- bis 3-monatige Kur positiv beeinflussen. Trinken Sie dazu 1/2 Glas Wasser mit 1 Teelöffel Apfelessig zu jeder Mahlzeit.
- Als Vorbeugungsmaßnahme kann man 1 Esslöffel Wasser mit einigen Tropfen Apfelessig gleich nach dem Essen einnehmen.

Würzen

Benutzen Sie Apfelessig unbedingt auch als Würzmittel. Machen Sie Salate damit an, verleihen Sie Saucen, Fisch, Geflügel eine ganz besondere Note.

Durch den Apfelessig werden Kohlenhydrate, Eiweiße und Fette leichter verdaulich gemacht.

Verdauungsstörungen

Verdauungsbeschwerden, die auf eine allgemeine Darmträgheit zurückgehen, lassen sich mit dem regelmäßigen Genuss von Apfelessig-Getränken günstig beeinflussen. Ein überforderter Darm ist nicht mehr in der Lage, Nährstoffe richtig zu verwerten, und neigt dazu, die unerwünschten und mitunter giftigen Ablagerungen anzusammeln.

Schon der Verzehr roher Äpfel kann hier regulierend wirken. Apfelpektin und andere Ballaststoffe des Apfels wirken sich günstig auf unsere Verdauung aus. Die Essigsäure des Apfelessigs kann schädliche Fäulnisbakterien bekämpfen.

Außer dem Verzehr von Äpfeln, die bei Verdauungsbeschwerden helfen, können auch getrocknete Früchte, insbesondere Feigen und Pflaumen, die Verdauung anregen. Viel Bewegung und Bauchmassagen bringen die Darmtätigkeit ebenfalls in Gang.

Bewährte Apfelessig-Anwendungen der Volksheilkunde

Einnehmen

- Bei länger andauernden Verdauungsproblemen sollten Sie über einen längeren Zeitraum jeden Morgen 1 Glas Wasser mit 1 bis 2 Teelöffeln Apfelessig und 1 Teelöffel Honig in kleinen Schlucken trinken.
- Bei Verstopfung erhitzen Sie 2 Tassen Wasser mit 2 Esslöffeln Leinsamen. Nach circa 15 Minuten Kochzeit können Sie die Leinsamen abseihen und 1 Teelöffel Apfelessig hinzufügen. Von dieser Mixtur sollten Sie immer abends 1 Tasse trinken.
- Bei Durchfall, der auf einen von übermäßiger Kost überforderten Darm zurückgeht, trinkt man 6-mal täglich 1 Glas Wasser mit 1 TL Apfelessig: jeweils zu den Essenszeiten, sowie vormittags, nachmittags und vor dem Schlafengehen.

Würzen

- Verwenden Sie reichlich Apfelessig in der Küche und essen Sie regelmäßig in Essig Eingelegtes. Kohlenhydrate, Fette und Eiweiße werden so leichter verdaut.

Vorzeitige Alterserscheinungen

Wenn altersbedingte Abbauerscheinungen wie Nachlassen des Gedächtnisses, der Seh- und Hörkraft, verstärkter Haarausfall, schmerzende Gelenke oder Altersflecken verfrüht auftreten, ist manchmal ein Mangel an Vitalstoffen oder auch eine übermäßige Ansammlung von Schadstoffen im Organismus dafür verantwortlich. In beiden Fällen kann Apfelessig hilfreich sein. Einerseits verbessert er die Bioverwertbarkeit von Vitalstoffen wie Kalzium oder Eisen. Andererseits unterstützt er das Ausleiten von Giftstoffen. Und aller Erfahrung nach sorgt er auch für eine bessere Durchblutung, was mit zunehmendem Alter immer wichtiger wird.

D. C. Jarvis fand unter den Vermonter Bauern, die regelmäßig Apfelessig-Getränke zu sich nahmen, auffallend viele, die bis ins hohe Alter körperlich und geistig fit und aktiv waren.

Bewährte Apfelessig-Anwendungen der Volksheilkunde

Einnehmen

- Lösen Sie 2 Teelöffel Apfelessig und 2 Teelöffel Honig in 1 Glas Wasser auf. Trinken Sie diese Mischung jeden Morgen über einen längeren Zeitraum hinweg, mindestens aber 8 bis 12 Wochen lang.
- Wenn Sie feststellen, dass Sie in letzter Zeit verstärkt gealtert sind, sollten Sie das Apfelessig-Getränk eine Zeit lang 3-mal täglich jeweils zu den Mahlzeiten einnehmen.

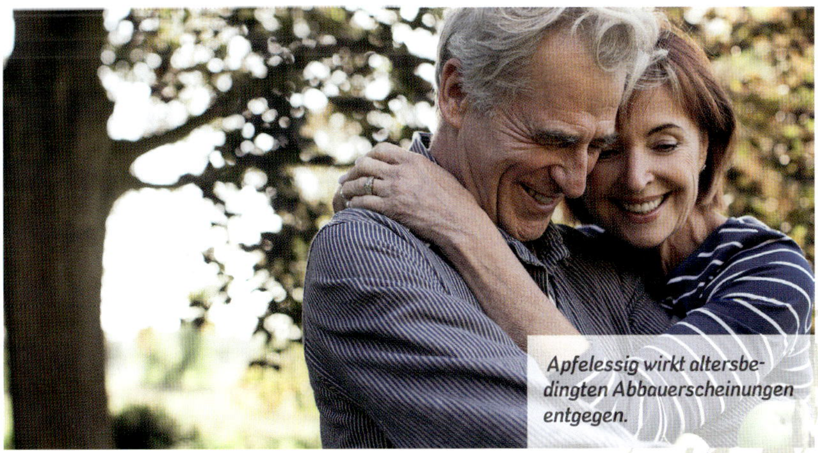

Apfelessig wirkt altersbedingten Abbauerscheinungen entgegen.

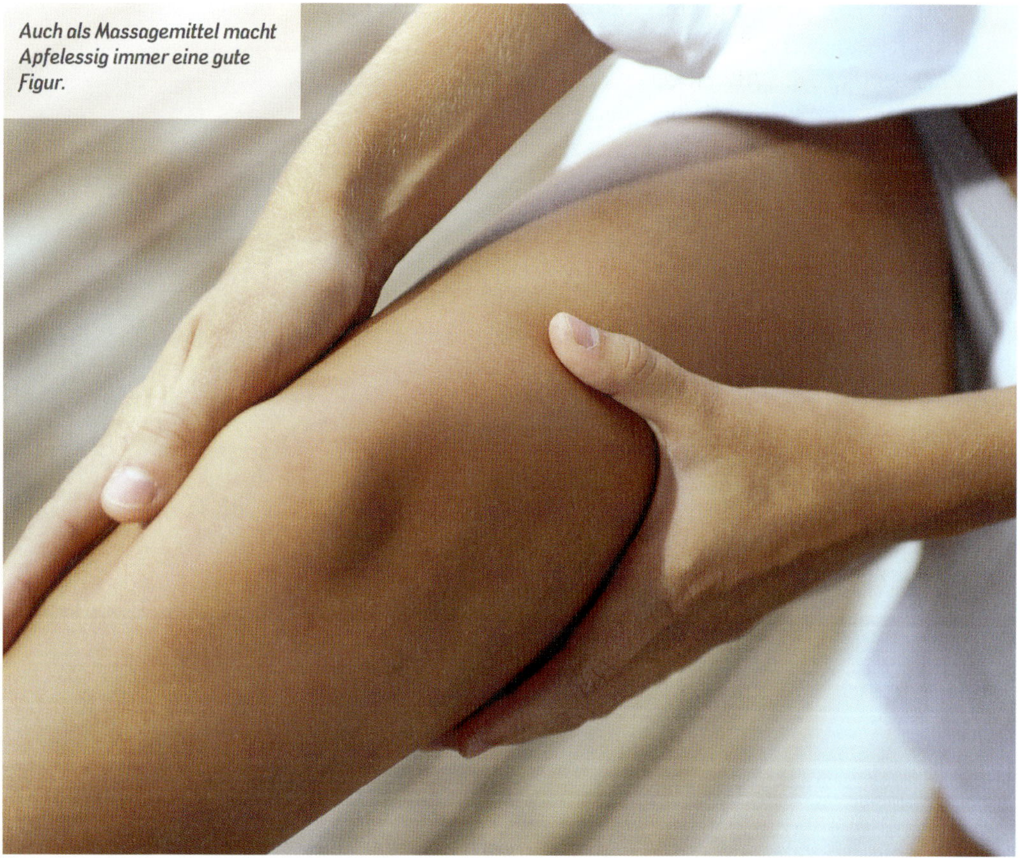

Auch als Massagemittel macht Apfelessig immer eine gute Figur.

Massage

- Massagen mit Apfelessig-Wasser vitalisieren die Haut, machen munter und vertreiben schlechte Laune. Mischen Sie Apfelessig mit Wasser im Verhältnis 1:3 und führen Sie damit täglich eine Ganzkörpermassage durch. Reiben Sie dazu einen Körperteil nach dem anderen mit dieser belebenden Mixtur ein. Hinterher sollten Sie sich nicht abtrocknen, sondern so lange massieren, bis die Flüssigkeit in die Haut eingezogen ist.

- Stellen Sie mit dem Entsafter frischen Zwiebelsaft her. Mischen Sie 1 Teelöffel davon mit 2 Teelöffeln Apfelessig. Tragen Sie diese Tinktur jeden Abend auf die Altersflecken an den Händen auf. Bei kurmäßiger Anwendung verblassen die braunen Flecken mit der Zeit.

Warzen und Hühneraugen

Kinder und Jugendliche haben manchmal Warzen, die von Viren verursacht werden. Inwieweit da mit Essigauflagen etwas zu erreichen ist, ist unbekannt, obwohl man durchaus annehmen darf, dass die Viren – wie auch viele Arten von Bakterien – in essigsaurem Milieu zugrunde gehen.

Anders verhält es sich mit den sogenannten Alterswarzen, die erst nach dem 40. oder 50. Lebensjahr auftreten. Da weiß auch die Schulmedizin, dass Essigsäure oder auch Milchsäure eine Rückbildung bewirken kann. Bei einer intensiven Essigbehandlung sollte man jedoch sehr darauf achten, die umgebende Haut zu schützen und sie beispielsweise mit Vaseline oder Melkfett einreiben.

Warzen sind schmerzfreie raue Wucherungen auf der Haut. Sie entstehen nicht selten durch Warzenviren, die sich über kleine Verletzungen in der Haut ausbreiten. Vor allem Kinder sind davon betroffen, da ihr Abwehrsystem noch nicht genügend gegen Warzenviren gewappnet ist.

Bewährte Apfelessig-Anwendungen der Volksheilkunde

Kompresse

- Weichen Sie Warzen oder Hühneraugen bis zu 10 Minuten in warmem Wasser auf, dem Sie etwas Spülmittel oder Schmierseife zugefügt haben. Legen Sie dann ein mit Apfelessig getränktes Pad auf die Stelle. Wenn das Pad getrocknet ist, können Sie die Prozedur wiederholen. Sie können das Pad auch mit einem Pflaster festkleben und den Apfelessig so über Nacht einwirken lassen.
- Oder stellen Sie eine Tinktur aus 1 Esslöffel Salz und 4 Esslöffeln Apfelessig her und träufeln Sie mehrmals täglich etwas von der Tinktur auf die betroffenen Stellen. Das Salz macht – wie Schmierseife – die betroffenen Hautstellen aufnahmefähiger für die Essigsäure.

Einnehmen

Falls die Warzenbildung auf Stoffwechselstörungen beruht, empfiehlt es sich, über einen längeren Zeitraum hinweg jeden Morgen ein Apfelessig-Getränk einzunehmen.

Wundheilung und Wundbehandlung

Apfelessig verbessert die Blutgerinnungsfähigkeit. Blut, das aus einer Wunde austritt, erstarrt rascher zum sogenannten Blutkuchen, der die Wunde verklebt, wenn man Essig konsumiert hat. Die blutstillende Wirkung von Essig-Getränken ist bereits seit der Antike bekannt. Damals hat man Wunden aber vor allem mit äußeren Essiganwendungen versorgt.

Um einem Wundliegen vorzubeugen, sollte man dem Waschwasser für Liegendpatienten regelmäßig 2 bis 3 Esslöffel Apfelessig hinzufügen.

Bewährte Apfelessig-Anwendungen der Volksheilkunde

Einnehmen

- Wenn Wunden allgemein schlecht verheilen oder immer stark bluten, sollten Sie bis zu 3 Gläser Apfelessig-Wasser (nach Belieben mit je 1 Teelöffel Honig) über den Tag verteilt trinken.
- 4 Wochen vor einer Operation empfiehlt sich die Einnahme von 1 bis 3 Gläsern Apfelessig-Wasser pro Tag.
- Nach einer Verletzung rät die Volksmedizin, bis zu 5 Stunden hintereinander stündlich 1 Glas Apfelessig-Wasser zu trinken.

Desinfektion

Zur Reinigung und Desinfektion kleinerer Wunden kann man Apfelessig-Wasser (am besten mit destilliertem Wasser) oder Apfelessig pur verwenden. Sie können aber auch Mullkompressen, die Sie mit Apfelessig getränkt haben, auflegen beziehungsweise die Wunde damit abtupfen.

Wickel

Manchmal kann man bei schlecht verheilenden Wunden am Bein, die infolge einer Zuckerkrankheit auftreten, mit Apfelessig-Wickeln noch eine Besserung erzielen. Tauchen Sie zwei Leinentücher in Apfelessig, wringen Sie sie aus und wickeln Sie sie um die betroffene Stelle. Darüber jeweils trockene Tücher winden. Einige Stunden, gegebenenfalls auch über Nacht, einwirken lassen. Dann den Wickel beliebig erneuern.

Zahnfleischentzündung

Für Zahnfleischentzündung (Gingivitis) und Zahnbettschwund (Parodontitis) sind bakterielle Zahnbeläge (Plaques) verantwortlich. Dem Speichel kommt im Mund eine ganz natürliche Spülfunktion zu. Er hemmt durch seine chemische Zusammensetzung das Bakterienwachstum. Leider reduziert sich mit zunehmendem Alter die Speichelmenge, und auch viele Medikamente haben als unerwünschte Nebenwirkung diesen Effekt. Durch Apfelessig wird die Speichelbildung kräftig angeregt. Zudem bekämpft Essigsäure erfolgreich Bakterien im Mundbereich. Dabei ist allerdings zu berücksichtigen, dass ein Übermaß an Essigsäure die Kalzium- und Phosphatverbindungen im Zahnschmelz auf längere Sicht angreifen könnte.

Nach dem Genuss eines Apfelessig-Getränks am Abend sollte man sich deshalb immer die Zähne putzen.

Schwenken Sie Ihre Zahnbürste von Zeit zu Zeit in heißem Apfelessig-Wasser aus, Sie können sie auch einige Minuten darin einweichen. Anschließend die Bürste gut ausschütteln und an der Luft trocknen lassen. So bleiben die Borsten länger frei von unerwünschten Keimen.

Tägliches Gurgeln mit Apfelessig-Wasser wirkt keimtötend und entzündungshemmend. Mischen Sie 2 Teelöffel Apfelessig mit 1 Glas Wasser und gurgeln Sie täglich mit dieser Lösung. Putzen Sie sich nach dieser Anwendung immer die Zähne.

Bewährte Apfelessig-Anwendungen der Volksheilkunde

Einnehmen

Wer unter Zahnfleischentzündungen oder Zahnbettschwund leidet, sollte über einen längeren Zeitraum regelmäßig zu jeder Mahlzeit einige Schluck Apfelessig-Wasser trinken, um die Speichelbildung anzuregen.

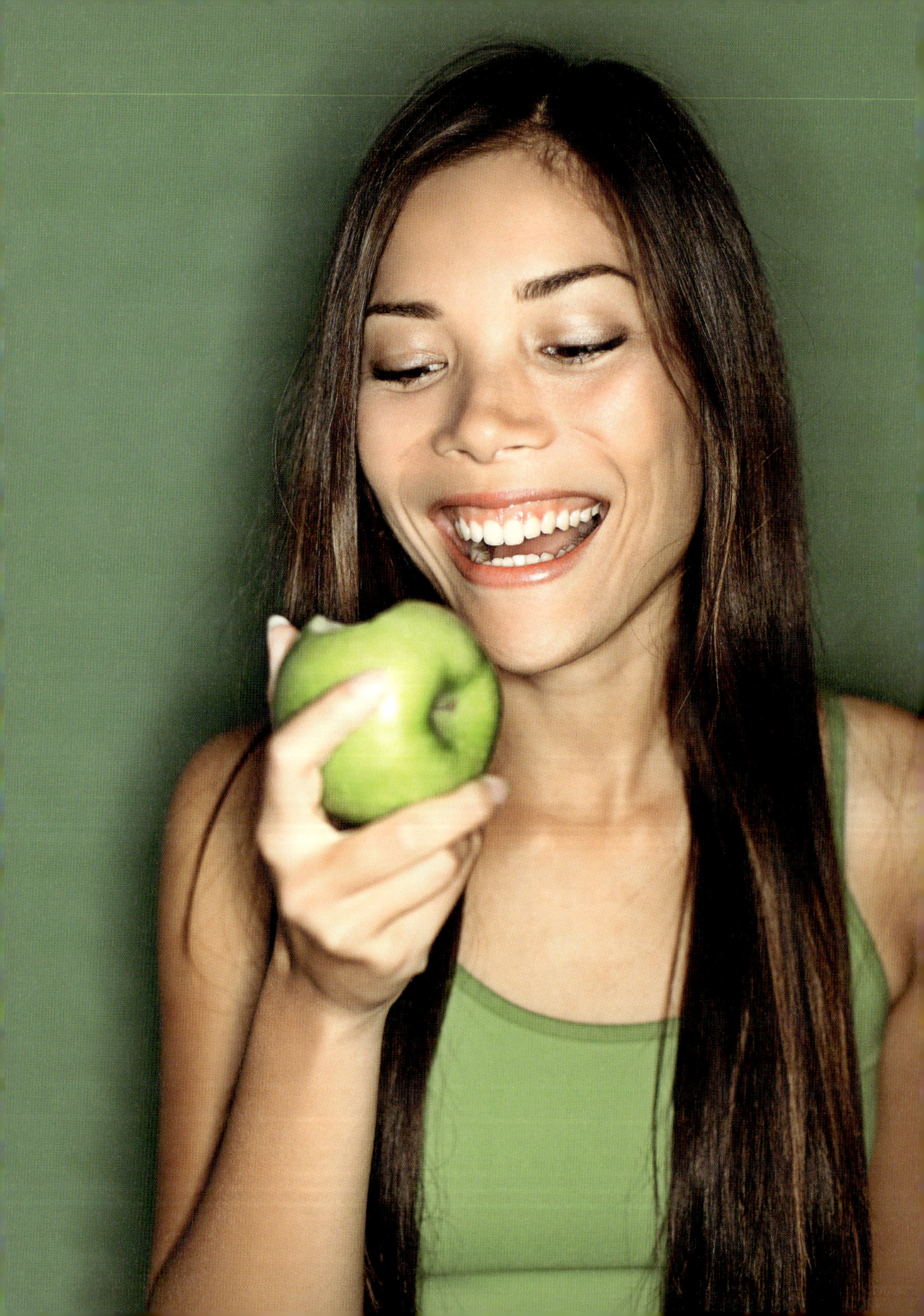

Schlank mit Apfelessig

Aus Erfahrung gut

Regelmäßig vor den Mahlzeiten ein Gläschen Apfelessig-Wasser zu trinken, ist ein erprobtes Schlankheitsmittel. Auf längere Sicht verringert man damit garantiert sein Körpergewicht um etliche Pfunde. Wer allerdings mehr abnehmen will oder aus gesundheitlichen Gründen leichter werden muss, sollte nicht alleine auf den sauren Slim-Cocktail setzen. Dann sind eine Kalorienreduzierung und andere bewährte Strategien unumgänglich. Diese wiederum können jedoch mit Apfelessig auf vielfältige Weise kräftig unterstützt werden.

Essig fördert die schlanke Linie, das ist seit langem bekannt. Offensichtlich entfaltet er im Bereich des Fettstoffwechsels eine gewisse »zehrende« Wirkung. So tranken beispielsweise die Damen in der Biedermeierzeit (1818 – 1848) gerne Essigwasser, um ihrem Schönheitsideal, einem schmalen und auch etwas ätherischen Erscheinungsbild, möglichst nahezukommen. In dieser Epoche rückte auch der englische Dichterfürst Lord George Byron (1788 – 1824) Überlieferungen zufolge seiner ausufernden Bauchform mit einer Radikalkur zu Leibe, indem er sich eine Zeit lang nur von Essigwasser und Zwieback ernährte. Mitte des vorigen Jahrhunderts nutzte der Landarzt und Apfelessig-Protagonist D. C. Jarvis das belebende Gärprodukt nicht zuletzt, um, wie er schrieb, »überschüssiges Fett zum Verschwinden zu bringen«. Obwohl seine Patienten in der Regel gesunde und hart arbeitende Bauern waren, kam es doch bei dem einen oder anderen von ihnen vor, »dass der Taillenumfang größer ist als derjenige der Brust – oder dass das Kinn die Neigung zeigt, sich zu verdoppeln«.

»Tag für Tag befolgt, erweist sich eine Entfettungskur mit Obstessig als die denkbar einfachste und zugleich wirksamste.« D. C. Jarvis

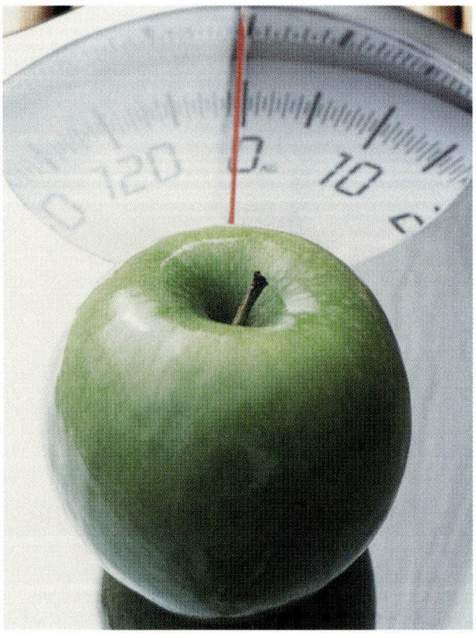

Ein langsamer und deshalb gesunder Vorgang

In welchem Ausmaß Apfelessig da helfen kann, schätzte Jarvis folgendermaßen ein. Eine Gewichtsabnahme, die nur durch das zusätzliche Trinken von Apfelessig-Wasser zustande kommt, sah er als einen langsamen, sich allmählich vollziehenden Vorgang an. Seiner Erfahrung nach verliert ein Mann auf diese Weise binnen zwei Jahren seinen Bauch, und eine Frau verbessert ihr Gewicht beispielsweise von 95 auf 82 Kilogramm. »Eine spezielle Diät ist dabei nicht erforderlich«, versprach der Mediziner, machte aber gleichzeitig die Einschränkung, »dass Gerichte, die erfahrungsgemäß die Fettablagerung im Körper noch steigern, besser gemieden werden sollten«. Neben Jarvis wusste im Übrigen auch der Apfelessig-Befürworter Cyril Scott, dass sich »mit der einfachen Apfelessig-Therapie das Körpergewicht auf die leichteste Art regulieren lässt«.

Apfelessig füllt nicht nur den Magen

»Ein Mensch, der zur Mahlzeit ein Glas Wasser mit einem Teelöffel Obstessig trinkt, isst weniger, weil er schneller gesättigt ist«, wusste D. C. Jarvis. Verantwortlich dafür ist nicht nur das kalorienfreie Befüllen des Magens, das naturgemäß immer hungerdämpfend wirkt, sondern auch das vermehrte Aufkommen von Verdauungsenzymen im Organismus nach dem sauren Genuss. So werden die Nährstoffe der Mahlzeit besser umgesetzt, was schneller zu einem Sättigungsgefühl führt. Auch der Bedarf an lebensnotwendigen Mineralien wird durch Apfelessig zügiger gedeckt, was in dieselbe Richtung weist.

Versucht man, den Hunger lediglich mit einem Glas Wasser zu dämpfen, hat das bei Weitem nicht dieselbe Wirkung, und es wird einem unter Umständen nur ein bisschen flau im Magen.

Es ist günstiger, wenn man den Apfelessig-Trunk eine Weile vor der Mahlzeit in kleinen Schlückchen als Aperitif genießt. Wenn man dann nach etwa einer Viertelstunde anfängt zu essen, sind dem Appetit auf jeden Fall die Spitzen genommen, und man ist schneller satt.

Dämpft den Appetit auf Süßes

Erwiesenermaßen dämpft Obstessig die Naschlust, die mit der Zeit an jeder noch so guten Figur ihre Spuren hinterlässt. Wer regelmäßig Apfelessig-Wasser zu sich nimmt, wird allmählich eine Verlagerung seiner geschmacklichen Vorlieben bemerken. Weg von den behandelten, überwürzten und vor allem übersüßten Nahrungsmitteln hin zum Einfachen, Ursprünglichen, lange Vorhaltenden. Dieser Effekt lässt sich steigern, wenn man einen Schluck des Apfelessig-Getränks jeweils etwas länger im Mund behält. Das sensibilisiert das Geschmacksempfinden, und man ist bei späteren Mahlzeiten schon mit relativ kleinen Mengen an Zucker oder auch Salz zufrieden.

Dickmacher Insulin

Insulin wird auch »Dickmacher-« oder »Speicherhormon« genannt, weil es alle Zellen, unter anderem auch die Fettzellen, aufnahmebereit macht. Ein hoher Insulinspiegel installiert eine Art Einbahnstraße zum Befüllen der Zellen. Solange das Insulin aktiv ist, gelangt dann aber nicht nur Zucker, sondern auch Fett aus der Nahrung in unsere Speicherzellen, was über kurz oder lang die bekannten Folgen an Bauch, Hüften und Po zeitigt. Deshalb sind die schlimmsten Dickmacher Kombinationen aus Süßem und Fettem wie Sahnetorten oder Schokoriegel. Der viele Zucker treibt den Insulinspiegel hoch, und das mitgelieferte Fett wird postwendend abgespeichert. Hinzukommt bei derartigen Naschereien, dass der Blutzuckerspiegel bald nach ihrem Verzehr wieder absinkt. Den Körperzellen fehlt dann kurzfristig der nötige Brennstoff, den sie vorher noch so überreichlich aus dem Blut bezogen haben. Die Folgen sind Heißhunger und eine Art Sucht, das Verlangen, immer wieder neue Süßigkeiten zu konsumieren.

info

Weshalb es bei Figurproblemen unbedingt erforderlich ist, mit Süßigkeiten maßvoll umzugehen, hängt mit dem Blutzuckerspiegel und dem Hormon Insulin zusammen. Wenn wir sogenannte leere Kohlenhydrate wie Zucker (Saccharose, Glukose), Süßwaren oder Weißmehle verzehren, steigt der Zuckergehalt des Bluts rasch an, und die Bauchspeicheldrüse muss reichlich Insulin bereitstellen, um die süße Fracht in die Körperzellen zu bringen.

Ballaststoffhaltiges bevorzugen

Ganz anders verhält es sich mit Kohlenhydraten, die in ballaststoffreichen Lebensmitteln wie Vollkornprodukten, Obst, Gemüse oder Hülsenfrüchten stecken. Sie setzen nur langsam und gleichmäßig Zuckermoleküle zur Energiegewinnung frei. Das pusht den Blutzuckerspiegel nicht und hält die Insulinausschüttung auf einem verträglichen Niveau. Der dick machende Effekt des Speicherhormons wird dadurch stark abgemildert. Es entsteht auch kein Heißhunger schon kurz nach dem Essen, da der gleichmäßige und längerfristige Abbau der ballaststoffreichen Kost stets etwas Zucker für den Energiebedarf der Zellen bereitstellt und Unterzucker nicht aufkommt.

Dass regelmäßiger Apfelessig-Konsum die Vorliebe für solche schlank haltenden Lebensmittel stärkt, ist eine Abnehmhilfe.

Steigert den Grundumsatz

Apfelessig regt den Stoffwechsel an und erhöht damit den sogenannten Grundumsatz im Körper ein wenig. Dabei handelt es sich um jene Energie, die der Organismus selbst in völliger Ruhe benötigt, etwa für Atmung,

Kreislauf, Herzschlag und die körpereigene Wärmeproduktion. Auch für die Zellregeneration wird ständig Energie gebraucht. Ist der Grundumsatz höher, werden auch mehr Kalorien verbrannt, die nicht zuletzt aus den Fettspeichern geholt werden müssen. Das beeinflusst die Gewichtsbilanz positiv.

Wirkt als Fatburner

»Dank dem Obstessig«, schrieb Jarvis, »vermag nämlich das Fett im Körper zu verbrennen, anstatt sich aufzuspeichern und das Gewicht zu erhöhen.«

Gemäß dieser Aussage ist Apfelessig ein echter Fatburner, eine bioaktive Substanz, die im Rahmen unseres Stoffwechselgeschehens dabei hilft, Fett aus den Fettzellen herauszulösen und solchen Körperzellen zuzuführen, die gerade Energie benötigen. Dort wird das Fett dann in den Mitochondrien, den winzigen zellulären Brennöfen, regelrecht verheizt. Die positive Folge: Man nimmt ab. Dieses Kunststück bewerkstelligt der Apfelessig auf sehr unterschiedliche Weise, meistens ganz indirekt, indem er andere Substanzen, die inzwischen als wirkungsvolle Fatburner bekannt sind, bei ihrer Arbeit kräftig unterstützt.

Der kleine Hunger zwischendurch kann mit einem Obstessig-Drink leicht beschwichtigt werden. Probieren Sie das doch erst einmal aus, bevor Sie zu einem Stück Kuchen greifen.

Vorsicht, Fettnäpfchen!

Fett ist sehr energiereich. Ein Gramm Fett liefert dem Körper rund neun Kilokalorien, ein Gramm Eiweiß (mageres Fleisch, Milchprodukte, Hülsenfrüchte) oder ein Gramm Kohlenhydrate (Zucker, Stärke) jeweils nur vier Kilokalorien, also weniger als die Hälfte. Fett ist die energiereichste Kost, und überschüssige Energie wandert, wie man weiß, zielgenau in die Fettzellen. Hinzukommt, dass der Körper für die Fettverwertung weniger Energie aufbringen muss als für die Umsetzung von Kohlenhydraten oder Eiweiß. Gerade beim Eiweiß muss der Organismus kräftig Energie zuschießen, um es zu verarbeiten. Das also macht Eiweiß zur regelrechten und gepriesenen Schlankkost.

Tierversuche legen die Vermutung nahe, dass bei der Essigverwertung im Organismus Enzyme benötigt werden, die wir ansonsten zur Verstoffwechselung von Nahrungsfetten brauchen. Bindet der Essig diese Enzyme, kann der Körper nur wenig Fett aufnehmen. Und damit wird auch der Appetit auf fettreiches Essen geringer.

Schlankmacher Glukagon

Einer der effektivsten Fatburner ist unser körpereigenes Glukagon, das Schlankhormon aus der Bauchspeicheldrüse. Es ist der Gegenspieler des dick machenden Insulins, das bei steigenden Blutzuckerwerten auf den Plan gerufen wird. Wer im Rahmen einer Apfelessig-Diät keine Süßigkeiten zu sich nimmt, stellt für den Energiebedarf der Muskelzellen nur wenig Zucker zur Verfügung. Der Organismus ruft deshalb Glukagon auf den Plan, um den Blutzuckerspiegel durch den Abbau körpereigener Energiedepots anzuheben. Das Glukagon mobilisiert dann einige Sofortreserven an Zucker aus der Leber oder der Muskulatur, rasch muss aber auch der Inhalt von Fettzellen herangezogen werden, um den Brennstoffbedarf der Zellen zu decken. Das macht schlank und trug dem Glukagon unter anderem die Bezeichnung »Fastenhormon« ein. Allerdings kann es nur aktiv werden, wenn kein Insulin im Blut ist, wenn wir also keine Süßwaren verzehrt haben, die das Insulin am stärksten locken.

Manchmal muss es einfach Schokolade sein. Dann sollte die Wahl auf die dunklen Sorten fallen, da sie mehr gesunde Kakaomasse mit herzschützenden Flavonoiden und Polyphenolen sowie Mangan enthalten, das den Stoffwechsel beschleunigt. Dunkle Schokolade weist dazu noch wesentlich weniger Zucker auf als die hellen Tafeln.

Eisen für die Verbrennung

Bei der Endverwertung von Fett in den Muskelzellen ist ein weiterer Fatburner bedeutsam. Das ist der Mineralstoff Eisen, der für den Sauerstofftransport im Organismus unerlässlich ist. Ohne Sauerstoff erlischt bekanntlich jedes Feuer und damit auch die Fettverbrennung in den Muskelzellen. Die Fähigkeit des Essigs, dieses metallische Mineral in den entsprechenden Lebensmitteln zu lösen und bioverfügbar zu machen, unterstützt die millionenfachen Verbrennungsvorgänge in unseren mikroskopisch kleinen Körperzellen. Das beschleunigt den Fettabbau.

Die geeignete Ernährung ist neben der Bewegung besonders wichtig. Übergewichtige haben häufig zu wenig figurfreundliche Wachstumshormone im Blut, was zu unerwünschten Fettpolstern führt und das Muskelwachstum hemmt.

Solche Hormone entstehen durch Bewegung und die richtige Ernährung.

Wachstumshormone für die schlanke Linie

Auf indirekte Weise fördert Apfelessig einen weiteren Fatburner, der zu den besten Schlankheitsmitteln der Natur gehört. Das sind unsere natürlichen Wachstumshormone aus der Hirnanhangdrüse. Zugegeben, Sport kurbelt die Produktion dieser

Abnehmsubstanzen am stärksten an, doch auch die richtige Ernährung zählt. 191 Aminosäuren bilden so ein Schlankhormon. Aminosäuren sind die Baustoffe von Eiweiß beziehungsweise eiweißreichem Fleisch, Fisch, Milchprodukten oder Hülsenfrüchten. Diese Lebensmittel müssen innerhalb unseres Stoffwechselgeschehens in alle ihre einzelnen Bestandteile zerlegt werden, damit sie dann zu neuen Verbindungen, wie den Wachstumshormonen, zusammengesetzt werden können. Und da ist Essig wieder äußerst nützlich, wie man schon an jedem in Essig eingelegten Fleisch sieht, das schön zart und mürbe wird, oder auch an einem Bohneneintopf, der erst durch einen kräftigen Schuss Essig richtig bekömmlich wird. Solche Schlankhormone bilden sich übrigens vorwiegend in der Nacht unter Zuhilfenahme eines weiteren wirksamen Fatburners, des Vitamin C. Deshalb sollte man abends möglichst keine Kohlenhydrate, keinen Zucker oder Stärke essen, sondern ein Stück mageres Geflügel (ohne Haut) oder Fisch, mit Essig beträufelt, dazu eine gute Portion mit Zitrone angemachten grünen Salats als Vitamin-C-Lieferanten.

Da Apfelessig den Appetit dämpft und das Verlangen nach Süßem reduziert, ist er für Übergewichtige und Abnehmwillige eine große, dazu noch leicht nutzbare Hilfe.

Rohes Gemüse unterstützt beim Abnehmen, da es kalorienarm ist und wegen der vielen Ballaststoffe lang anhaltend sättigt. Gesund ist es außerdem.

Pflanzliches bevorzugen

Besonders wirksame Fatburner stecken vor allem in Obst, Gemüse, Vollkornprodukten und kaltgepressten pflanzlichen Ölen. Es sind verschiedene bioaktive Stoffe wie B-Vitamine, die Mineralstoffe Kalzium, Kalium, Phosphor, Chrom und Magnesium oder zahlreiche Enzyme wie Bromelain aus der Ananas, die darin ihre Wirkung entfalten. Die meisten Mineralien und auch B-Vitamine davon sind im Apfelessig enthalten. Sie treiben den Fettabbau im Organismus an, ein durchaus erwünschter Effekt beim Abnehmen.

Übergewicht als Gesundheitsrisiko

Wenn die figürlichen Proportionen aus dem Ruder laufen und sich allzu viele »Butterpäckchen« auf den Hüften angesammelt haben, ist natürlich zuallererst der Wusch nach einem besseren Aussehen die Triebfeder für das Abnehmen. Doch viel wichtiger wäre es eigentlich, der Gesundheit zuliebe abnehmen zu wollen. Denn Übergewicht ist ein erhebliches Gesundheitsrisiko, und wem es mit einer Apfelessig-Diät gelingt, es zu reduzieren, hat das Allerbeste für sich und sein Wohlbefinden getan.

Das eigene Gewicht richtig berechnen

Body-Mass-Index = BMI = Gewicht in Kilogramm (z. B. 65) geteilt durch Größe mal Größe in Meter (z. B. 1,65 x 1,65 gleich 2,7225). Das heißt: 65 : 2,72 = 23,89;

BMI 19 bis 24 – gesundes Normalgewicht;

BMI 25 – es besteht Übergewicht

BMI 28 – es besteht starkes Übergewicht

Ob das Körpergewicht stimmt, lässt sich mit dem BMI, dem Body-Mass-Index, überprüfen. Er dient Erwachsenen mittlerweile weltweit als Orientierungshilfe für ein gesundes oder auch risikoreiches Gewicht und hat das früher übliche »Idealgewicht« ersetzt.

BMI 28 – bei diesem Wert ist das Risiko für folgende Erkrankungen um das Mehrfache erhöht:
Altersdiabetes (15fach)
Bluthochdruck (3fach)
Rheumatoide Arthritis (3fach)
Herzinfarkt (2 bis 3fach)
Eine Krebserkrankung (12fach)

BMI 32 – bei diesem Wert (extremes Übergewicht) erhöht sich das Risiko für folgende Erkrankungen um das X-fache:
Altersdiabetes (40fach)
Bluthochdruck (8fach)
Rheumatoide Arthritis (4fach)
Herzinfarkt (4fach)
Gallensteine (2fach)
Eine Krebserkrankung (12fach)

Die Apfelessig-Diät – wie Sie vorgehen

Trinken Sie über einen längeren Zeitraum, während Sie sich bewusst und kalorienreduziert ernähren, vor jeder Mahlzeit in kleinen Schlucken ein Glas Wasser mit ein bis zwei Teelöffeln Apfelessig. Wer das auf nüchternen Magen nicht mag, sollte das Getränk zu den Mahlzeiten einnehmen.

- Wenn das Wunschgewicht erreicht ist, sollte man den Apfelessig-Drink am Morgen wegen seiner gesundheitsfördernden Wirkung noch eine Zeitlang weiterhin zu sich nehmen.
- Wer sehr viel abnehmen und daher über lange Zeit Diät halten möchte, belässt es bei einem Glas Wasser mit zwei Teelöffeln Apfelessig jeden Morgen.

Langsames Abnehmen ist für den Organismus besser als eine schnelle Gewichtsreduktion, die sich die meisten natürlich wünschen. Wenn das Wunschgewicht erreicht ist, sollte man sich weiterhin vernünftig ernähren und den Apfelessig-Drink zur Stoffwechselanregung regelmäßig zu sich nehmen.

Wie Apfelessig beim Abnehmen hilft:

- ***steigert Stoffwechsel und Grundumsatz***
- ***unterstützt den Fettabbau***
- ***entschlackt***
- ***entwässert***
- ***stärkt die Verdauung***
- ***wirkt hungerdämpfend***
- ***nimmt den Appetit auf Süßes***
- ***macht Lust auf schlank haltendes Obst und Gemüse***

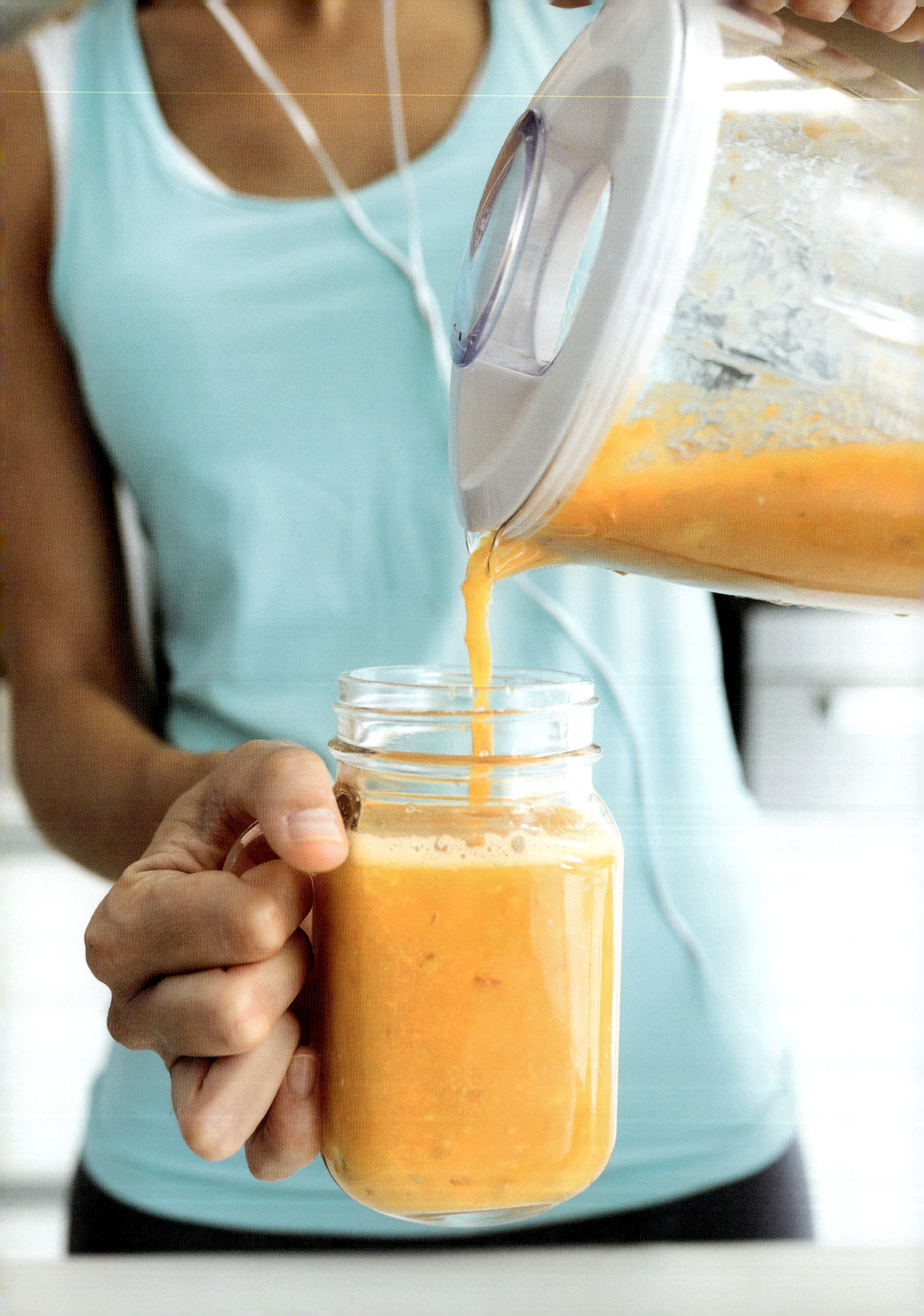

Kurzkur zum Abnehmen mit Apfelessig

Vielleicht eine Die-Mi-Do-Kur

»Es gibt nichts Gutes, außer man tut es« heißt es in dem berühmten Zitat von Erich Kästner so schön. Was damit allerdings nicht gesagt wird, ist, wann die gute Tat erfolgen soll. Für alle Kurzkuren, die der Gesundheit und der schlanken Linie dienen, wird oft das Wochenende empfohlen. Der Kopf sei dann frei, beruflicher Stress gering und eine Besinnung auf die Bedürfnisse von Leib und Seele in aller Ruhe möglich. Und das ist ja auch ganz richtig so. Deshalb sollte, wer dem zustimmt, sich ein geruhsames Wochenende aussuchen, um eine kleine Apfelessig-Kur durchzuführen.

Oft ist es aber gerade so, dass von Freitag bis Sonntag der Partner, die Familie oder die Freunde eher daran interessiert sind, zu feiern, und niemanden brauchen, der gerade ans Entschlacken, Abnehmen und an die innere Reinigung denkt. Deshalb der Vorschlag: Versuchen Sie es einmal mit einer Die-Mi-Do-Kur, mit ein paar Gesundheitstagen unter der Woche. Von Dienstag bis Donnerstag stört kaum eine größere Einladung von Bekannten, und auch die Verpflichtungen lassen bei vielen ohnehin nicht an Schwelgereien denken. Doch wann immer man sich entschließt, der Gesundheit auf die Sprünge zu helfen – was letztendlich zählt, ist das Ergebnis: ein bis zwei Kilo weniger auf den Hüften, eine spürbare Entlastung der Verdauungsorgane und ein deutlich erfrischtes Allgemeinbefinden. Das wird die kleine Kur sicherlich leisten. Und wer sie sich öfter gönnt, kann sich auf Dauer bestimmt eines wesentlich besseren körperlichen Zustands erfreuen als bisher.

Nutzen Sie natürliche Slim-Cocktails

Neben Apfelessig empfehlen sich für diese 3 Tage noch weitere bewährte Abnehmhilfen, die kaum Nährwerte liefern und den Appetit ausbremsen. Suchen Sie sich täglich etwas davon aus, ganz nach Ihrem Geschmack.

Apfelessig

Trinken Sie vor jeder Mahlzeit 1 Glas Wasser mit 1 bis 2 Teelöffeln Apfelessig (trüb, unvergoren). Das beruhigt Hungergefühle und die Naschlust. Unterstützt auch die Fettschmelze. Wem das zu viel erscheint, der beschränkt sich auf 1 Glas vor der Hauptmahlzeit.

Heilerde

Nehmen Sie morgens 1 Teelöffel Luvos Heilerde ultrafein (Reformhaus) mit 1 Glas Wasser ein. Das unterstützt den Stoffwechsel und leitet Giftstoffe aus. Vor allem der Darm profitiert davon.

Heilpflanzensäfte

Hierbei handelt es sich um absolut naturreine Presssäfte aus dem Reformhaus oder der Apotheke, die unter das Arzneimittelgesetz fallen. Die Säfte von Brennnessel, Kürbis, Löwenzahn und Petersilie entwässern, entschlacken und unterstützen ganz allgemein das Abnehmen. Sie werden im Übrigen für alle Fastenkuren empfohlen. Einnahme nach Beipackzettel. Bewährt haben sich die Heilpflanzensäfte des Apothekers Walther Schoenenberger.

Mit Frischkost und Eiweiß gegen Pfunde punkten

Jeden Tag gibt es zwei verschiedene Snacks. Einer besteht aus Obst, Gemüse oder Saft, der zweite aus einem Eiweiß-Cocktail.
Vitamin C in der Frischkost unterstützt den Körper dabei, Fett abzubauen. Es fördert die Entstehung von Hormonen, die Fettpolster in Energie umwandeln. Der hohe Ballaststoffgehalt dieser Lebensmittel hält lange satt, ist gut für die Darmflora und hilft, einen fürs Abnehmen günstigen Blutzuckerspiegel konstant zu halten.

Die eiweißreichen Schlank-Cocktails liefern einen Satz von Aminosäuren, die die Fettverbrennung fördern. Außerdem lässt Eiweiß statt Fett Muskeln entstehen. Das Kalzium in solchen Cocktails unterstützt das Leichterwerden zusätzlich, stärkt außerdem die Knochen. Milchzucker und Milchsäure sind gut für die Darmflora und eine leistungsfähige Immunabwehr. Und mit Saft, Kräutern, Gemüse oder Früchten gemixt, schmecken die Smoothies richtig gut.

Eine Studie aus Knoxville (USA) brachte das zweifelsfrei zutage. Mäuse auf Diät verloren bei kalziumarmer Nahrung acht Prozent ihres Körperfetts, bei kalziumreicher 43 Prozent (!). Testreihen mit Menschen ergaben, dass 1000 Milligramm Kalzium pro Tag stärker abnehmen lassen als nur 750 Milligramm. Am besten wirkt dabei das Kalzium aus Milchprodukten.

Mit Rohkost nicht knausern

Salat, Obst und Gemüse sowie naturreine Säfte müssen bei einer Diät und auch sonst nicht pingelig genau abgewogen bzw. abgemessen werden. Rohkost hat bekanntlich wenig Kalorien und auch sonst nur positive Eigenschaften. Deshalb: Machen Sie die Rohkost-Knabberei zur lieben Angewohnheit und behalten Sie sie auch nach den Diät-Tagen bei: Denn »Five-a-day«, also fünf Mal täglich Frisches von Garten und Feld essen (oder trinken) – und zwar so viel man möchte – ist ein Freifahrtschein für eine dauerhaft schlanke Linie.

Mit Wellness-Übungen entspannen und sich wohlfühlen

Entspannungsübungen sind die optimalen Begleiter jeder Diät. Besonders wichtig sind sie für jene, die sich überessen, wenn sie gestresst sind oder sich ärgern. Studien zufolge sind das fast zwei Drittel aller Frauen. Auch für die übrigen ist eine gelassene Grundeinstellung ganz allgemein, vor allem aber

Körperübungen unterstützen die Kur und wirken entspannend.

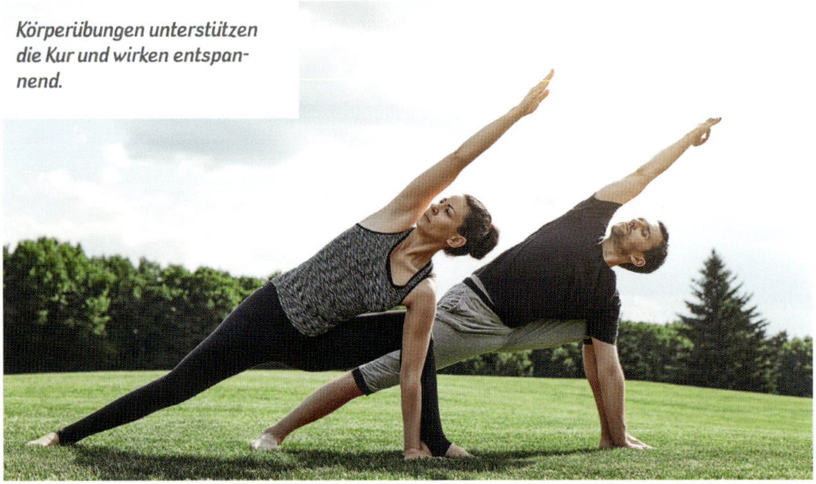

im Hinblick auf das Abnehmen von Vorteil. Schließlich sollen die Gedanken nicht ständig um das Thema »Gewicht« kreisen.

Solche Übungen helfen aber nicht nur Stress abzubauen, sie vermitteln auch ein besseres Körperbewusstsein, straffen bestimmte Körperpartien und wirken sich positiv auf die inneren Organe aus. Probieren Sie es aus.
Nach einer Übung nicht sofort aufspringen, sondern noch eine Weile flach auf dem Rücken liegend entspannen. Muskeln loslassen, auch im Gesicht. Versuchen Sie es mit einem inneren Lächeln.

Kleines Kurprogramm

Für alle drei Tage

Nach dem Aufstehen

- 1 Glas Mineralwasser mit 2 Teelöffeln Apfelessig trinken.
- Trockenbürsten vor dem Duschen und danach verdünntes Apfelessig-Wasser einmassieren. Das hält die Haut straff. Nach Belieben mit etwas Hautfunktionsöl abschließen.
- 1 Teelöffel Luvos Heilerde ultrafein (gibt es im Reformhaus) in 1 Glas Wasser einnehmen.
- 2 Flaschen Mineralwasser bereitstellen und tagsüber trinken.

Vor dem Mittagessen

1 Glas Wasser mit 1 Teelöffel Apfelessig trinken, zusätzlich eventuell noch 1 kleines Glas (4 cl) Heilpflanzensaft.

Nachmittags

1 Tasse Tee trinken.

Vor dem Abendessen

1 Glas Wasser mit 1 Teelöffel Apfelessig trinken.

Tagesplan für Dienstag: reduzieren

Frühstück

- **Haferporridge mit Beeren**

Zutaten

4 EL Haferflocken, 150 ml fettarme Milch, 1 Prise Zimt, 1 TL Ahornsirup, 150 g frische Brombeeren, Blaubeeren oder Himbeeren (ersatzweise TK-Beeren)

Zubereitung

Milch mit Haferflocken (und nach Geschmack mit einer Süßstoff-Pille) erhitzen und bei geringer Hitze dicklich einköcheln lassen. In einen Teller füllen, Zimt, Ahornsirup und Beeren darauf verteilen.

Vormittags

- **Fatburner-Snack: Möhren-Tomaten-Drink**

100 ml Möhrensaft, 75 ml Tomatensaft, 2 TL Apfelessig und 2 TL gehackte Petersilie mischen und mit frisch gemahlenem Pfeffer würzen.

Bewegung: 1/2 Stunde Fahrrad fahren

Mittagessen

- **Feurige Kartoffel-Zucchini-Pfanne**

Zutaten

2 mittelgroße Kartoffeln, 2-3 kleine Zucchini, 1 Tasse Wasser, Salz, Chilipulver, 1 TL Olivenöl

Zubereitung

Die Kartoffeln schälen und in 2 Millimeter dünne Scheiben schneiden. Die Zucchini längs in dünne Scheiben hobeln. Etwa 1 Tasse Wasser in eine Pfanne gießen und zum Kochen bringen. Kartoffelscheiben hineingeben und zugedeckt garen. Nach einigen Minuten die Zucchini hinzufügen. Salzen und mit Chilipulver überstäuben. Bei milder Hitze 5 Minuten garen. Ist das Wasser verkocht, mit dem Olivenöl beträufeln und heiß servieren.

tipp

Eventuell 1 Teelöffel Weizenkleie aus dem Reformhaus unter den Brei mischen. Der hohe Kaliumanteil hält fit!

Nachmittags

- **1 Eiweiß-Drink als Schlankhilfe**

¼ Salatgurke schälen, zerkleinern, im Mixer mit 1 EL gehacktem Dill und 2 EL gehackten Sauerampferblättchen pürieren. Mit 1 Becher Kefir oder fettarmem Joghurt (150 g) mischen, mit Kräutersalz und Pfeffer würzen.

Bewegung: ½ Stunde Nordic Walking

Vor dem Abendessen

Wellnessübung: Rollen – hin und her, auf und ab

Auf den Rücken legen, die Knie bis zum Kinn anziehen und mit beiden Händen umfassen. Erst sanft zur rechten, dann zur linken Seite rollen. Den Kopf dabei leicht anheben, nicht am Boden ablegen. Dann über den Rücken vorwärts und rückwärts schaukeln – aber nicht mit zu viel Schwung. So lange es guttut. Das Rollen stärkt Rücken und Wirbelsäule und entspannt den Unterleib.

Abendessen

- **Schinkenvollkornbrötchen**

Zutaten

1 Hafervollkornbrötchen, 2 TL Senf, 30 g Lachsschinken (ohne Fettrand), 4 Cornichons, 1 Tomate

Zubereitung

Brötchen mit Senf bestreichen und mit Schinken belegen. Gurken und Tomate dazu essen.

tipp

Nehmen Sie im Anschluss zur Entspannung ein Kräuterbad mit Apfelessig (siehe S. 122).

Tagesplan für Mittwoch: leicht bleiben

Frühstück

English Breakfast

Zutaten

1 Ei, 3 EL Mineralwasser, 1 EL Schnittlauchröllchen, Salz, Pfeffer, 1 Scheibe Vollkornbrot (mit ganzen Körnern), 1 TL Halbfett-Butter, 1 Glas Orangensaft

Zubereitung

Das Ei mit Mineralwasser und Schnittlauch verschlagen, salzen und pfeffern. In einer beschichteten Pfanne ohne Fett zu Rührei braten. Auf dem gebutterten Vollkornbrot anrichten und mit Tomatenscheiben garnieren. Dazu Saft trinken.

Vormittags

- **Fatburner-Snack**

1 großer Apfel

Bewegung: ½ Stunde Joggen oder strammes Gehen

Mittagessen

- **Hähnchenbrust mit Koriander**

Zutaten

1/2 Tasse Vollkornreis, 150 g Hähnchenbrustfilet, Salz, Pfeffer, 1 EL Chilisoße, 1 EL Sojasoße, 2 EL gehackter Koriander, 1 Lauchzwiebel (in Ringen), Vollkornreis

Zubereitung

Reis in gesalzenem Wasser nach Packungsanleitung kochen. Hähnchenbrustfilet waschen, trocken tupfen, würfeln, salzen, pfeffern. In einer beschichteten Pfanne ohne Fett 3 bis 4 Minuten braten. Herausnehmen. Chilisoße, Sojasoße und gehackten Koriander verrühren. Mit dem Hähnchenfleisch mischen. Lauchzwiebelringe darüberstreuen. Mit dem Reis anrichten.

Nachmittags

- **1 Eiweiß-Drink als Schlankhilfe**

125 g Salatgurke schälen und zerkleinern. Mit 2 EL gehacktem Dill, 150 ml Molke und 50 ml Apfelsaft pürieren. Mit wenig Kräutersalz würzen.

Bewegung: ½ Stunde Schwimmen

Vor dem Abendessen

Wellnessübung: Kobra

Auf den Bauch legen, die Beine sind geschlossen. Die angewinkelten Arme sind neben den Schultern am Boden aufgesetzt. Die Handflächen zeigen nach unten. Jetzt die Arme durchstrecken und dadurch Kopf und Brust anheben. Kopf leicht in den Nacken legen. Einige Sekunden so bleiben. Dann langsam auflösen. Mehrmals wiederholen.

Die Übung stärkt den Rücken und die Wirbelsäule und ist günstig für die Verdauung.

Abendessen

- **Knäcke schwedisch**

Zutaten

2 Scheiben Vollkornknäckebrot, 3 TL Frischkäse (fettreduziert), 1 TL Meerret-

tich, ½ TL Schnittlauchröllchen, ½ TL gehackter Dill, 40 g Forellenfilet

Zubereitung

Frischkäse mit Meerrettich, Schnittlauch und Dill glatt rühren. Eventuell mit wenig Mineralwasser verdünnen. Käsemischung auf die Knäckebrotscheiben streichen. Fischfilet in Stücke schneiden und die Brote damit belegen.

tipp

Gönnen Sie sich anschließend eine Gesichtspackung mit Apfelessig (siehe S. 124f.).

Tagesplan für Donnerstag: festigen

Frühstück

- **Obstsalat mit Joghurt**

Zutaten

1 Papaya, Zitronensaft, 1 Birne, 1 Becher (150 g) Magermilchjoghurt, 1 EL Orangensaft, 1 EL gehackte Walnüsse

Zubereitung

Papaya schälen, halbieren, entkernen, Fruchtfleisch in Spalten schneiden. Mit Zitronensaft beträufeln. Birne waschen, halbieren, entkernen, in Stücke schneiden. Beides mit Joghurt und Orangensaft verrühren. Gehackte Walnüsse darüber streuen.

tipp

Eventuell auch hier 1 Teelöffel Weizenkleie in den Obstsalat mischen.

Vormittags

- Fatburner-Snack

1 Paprikaschote und 1 Stück Salatgurke

Bewegung: 1/2 Stunde rhythmische Gymnastik (oder Hantel-Training)

Mittagessen

- Gemüse-Nudel-Salat

Zutaten

75 g Vollkornnudeln (Hörnchen, Spiralen), 1 TL Olivenöl, 1/2 kleine Zucchini (in Scheiben), 4 Cocktailtomaten (halbiert), 1/2 rote Paprikaschote (klein gewürfelt). Für das Dressing: 1 EL Kräuteressig, 1 EL Sauerrahm, Süßstoff, Salz, Pfeffer, Cayennepfeffer

Zubereitung

Nudeln nach Anleitung bissfest kochen. Öl in einer Pfanne erhitzen, Zucchini anbraten, salzen und pfeffern. Aus Rahm, Essig, Süßstoff, Salz und Pfeffer ein Dressing anrühren. Alle Gemüse, Nudeln und Dressing gut mischen. Mit Cayennepfeffer abschmecken.

Nachmittags

- **1 Eiweiß-Drink als Schlankhilfe**

150 ml Diätkurmolke mit 2 TL Apfelessig und 2 TL flüssigem Honig gut verrühren.

Bewegung: ½ Stunde Seilspringen

Vor dem Abendessen

Wellnessübung: »Heuschrecke«

Auf den Bauch legen, die Arme neben den Körper, die Handflächen zeigen nach oben, das Kinn liegt am Boden auf. Die gestreckten Beine so hoch wie möglich heben und einige Sekunden verharren. Weniger anstrengend ist es, immer nur ein Bein zu heben, also abwechselnd das linke und das rechte. Langsam auflösen und mehrmals wiederholen.

Die »Heuschrecke« strafft Bauch, Po und Beine und stärkt den Rücken. Sie werden es sofort spüren.

Abendessen

- **Pellkartoffel mit Kräuterquark**

Zutaten

150 g Magerquark, 2 EL Mineralwasser, 1 TL geriebener Meerrettich (aus dem Glas), Salz, Pfeffer, 2 EL gehackte Kräuter (Schnittlauch, Dill), 5 Radieschen, 1 mittelgroße Pellkartoffel

Zubereitung

Quark, Mineralwasser, Meerrettich und Kräuter verrühren, mit Salz und Pfeffer abschmecken. Radieschen putzen, waschen und in Scheibchen hobeln. Pellkartoffel mit Quark und Radieschen anrichten.

tipp

Ein Gang in die Sauna oder ins Dampfbad tut gut.

»Das innere Lächeln« – eine Übung nicht nur für die Kur

Stellen Sie sich vor, wie sich Ihr Lächeln nach innen ausbreitet, wie Sie mit dem Herzen, mit dem ganzen Leib lächeln. Sie empfinden augenblicklich Freude, Wärme und Sanftmut, strahlen Gelassenheit und Lebensfreude aus. Gleich erhellt und entspannt sich Ihr Gesicht und die Augen werden strahlender.

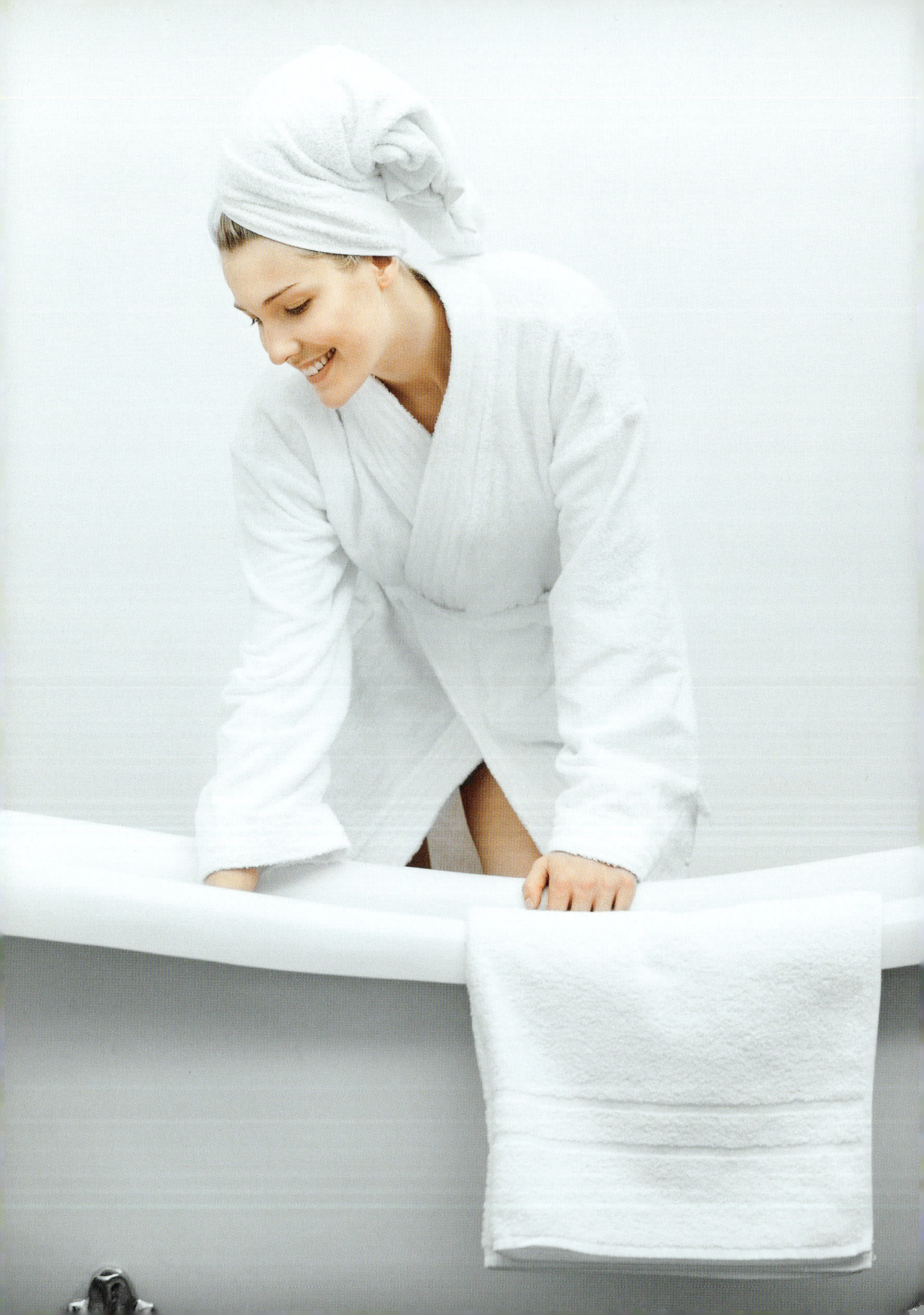

Schön und gepflegt mit Apfelessig

Innere und äußere Anwendung

Essig zählt neben Milch, Honig, Kräuterauszügen und Kleie zu den ältesten Pflegemitteln der Menschheit. Anerkannte Schönheiten vergangener Epochen schätzten die straffende und belebende Wirkung des Essigs als Badezusatz, in Cremes und Lotionen. Obwohl wir heute über ein ganzes Arsenal kosmetischer Präparate verfügen, ist Apfelessig nach wie vor, – sowohl innerlich als auch äußerlich angewendet, – für das Aussehen ein Gewinn und zur Körperpflege vorzüglich geeignet.

Aussehen, Ausstrahlung, Körperhaltung, der Zustand von Haut, Haaren, Nägeln sowie Ausdruck der Augen sind von der richtigen Ernährung und einem gesunden Stoffwechselgeschehen abhängig. Wer jeden Morgen ein Apfelessig-Getränk mit Wasser und Honig zu sich nimmt, verbessert die Versorgung des Organismus mit Vital- und Mineralstoffen, hält seinen Stoffwechsel in Schwung und schafft gesunde Darmverhältnisse, die Grundvoraussetzung für einen optimalen Umsatz aller lebenswichtigen Substanzen. Apfelessig pflegt sozusagen schon von innen heraus, was dann sehr bald auch von außen sichtbar wird.
Mindestens genauso effektiv für die Schönheit und mittlerweile auch in vielen Kosmetikpraxen genutzt, sind zahlreiche äußere Anwendungen mit der goldgelben Gärflüssigkeit.
Mit etwas Wasser verdünnt, wird sie für Massagen, als Badezusatz, reinigendes Gesichtstonikum oder zur Haarpflege eingesetzt. Oder man mischt sie mit Früchten, Blüten, würzigen Kräutern oder Ölen und rührt nährende oder adstringierende (die Haut zusammenziehende) Packungen und Cremes an.
Pflegemittel mit Apfelessig sind reine Naturprodukte ohne chemische Konservierungsstoffe. Sie sind einfach herzustellen, preiswert und hautverträglich. Als Kosmetikum hat Apfelessig eine erfrischende, schützende und desinfizierende Wirkung.

Die Haut muss sauer bleiben

Gesunde Haut ist von einem dünnen Film, dem Säureschutzmantel, umgeben. Er hält unsere äußere Hülle geschmeidig und wehrt vor allem Krankheitserreger ab. Er hat einen pH-Wert um 5,5 und ist damit leicht sauer, was Bakterien weitgehend fernhält, die ein saures Milieu meiden. Durch zu viel Seife, Schaumbäder oder aggressive Shampoos kann dieser natürliche Schutz jedoch Schaden nehmen. Die Haut trocknet aus, wird rissig und spröde, und Mikroorganismen können sich leichter ansiedeln. Wenn man schonende Reinigungssubstanzen bevorzugt, kann man dem vorbeugen. Und durch eine Massage mit verdünntem Apfelessig bekommt die Haut die Säure zurück, die sie braucht. So ist die Haut optimal geschützt.

Mischen Sie 1 Esslöffel Apfelessig mit 1 Glas lauwarmem oder kaltem Wasser.

Gießen Sie etwas davon in die geöffnete Hand und reiben Sie nach und nach den ganzen Körper damit ab. Beginnen Sie außen bei den Gliedmaßen und massieren Sie in kreisenden Bewegungen immer auf das Herz zu. Sie sollten die Flüssigkeit nicht abtrocknen, sondern so lange massieren, bis die Haut alles aufgesogen hat. Wer sich danach noch ein gutes Öl einmassiert, hat das Beste für seine Haut getan.

Massage mit Apfelessig

Massiert wird am besten morgens nach dem Duschen, wenn möglich täglich, zumindest aber ein Mal in der Woche. Durch die Massage mit Apfelessig werden Seifenreste gründlich entfernt, und der Säureschutz wird erneuert. Das wirkt desodorierend, kurbelt die Blutzirkulation an, strafft und verjüngt die Haut. Und keine Bange wegen des säuerlichen Geruchs. Der verfliegt sehr rasch.

Schönheitsbäder

Bäder mit Apfelessigzusatz erfrischen und regenerieren. Sie sind auch hilfreich, wenn die Haut oder die Kopfhaut jucken. Von Lucrezia Borgia (1480 – 1519), einer der attraktivsten Frauen der italienischen Spätrenaissance, ist überliefert, dass sie allmorgendlich etwas Essig in ihr Badewasser gab, um sich frisch und gepflegt zu fühlen.

Einfache Anwendung

- Gießen Sie für ein Vollbad 1 bis 2 Tassen Apfelessig ins Badewasser. Verzichten Sie auf weitere Zusätze wie Schaumbäder oder seifige Substanzen. Wenn Sie während des Badens Gesicht und Körper sanft massieren, kommen Sie in den Genuss tiefer Entspannung.

Rasch zubereitetes Kräuterbad

Ein Vollbad mit Kräutern pflegt nicht nur den Körper, es streichelt auch die Seele. Ihr eigenes Badezimmer wird durch die aufsteigenden Kräuterdüfte zu einer erholsamen Wellness-Oase.

- Verrühren Sie 1/4 Liter Apfelessig mit 1/4 Liter Wasser. Geben Sie 2 Hände voll Heilkräuter, Blüten, Blütenblätter oder zerkleinerte Wurzeln dazu. Erhitzen Sie diese Mixtur. Nachdem sie kurz aufgekocht ist, sollte sie bei geschlossenem Topf 15 Minuten ziehen. Seihen Sie die Pflanzenteile ab, wobei Sie sie nochmals gut ausdrücken sollten, und geben Sie den Sud ins Badewasser.

Als Kräuterzusatz sind vielerlei Heilpflanzen geeignet, wie:

- Kamillenblüten (entzündungshemmend) :
- Lavendelblüten (beruhigend)
- Lindenblüten (glättend)
- Melissenkraut (durchblutungsfördernd)
- Rosenblüten (gefäßverengend)
- Thymianstängel (anregend)
- Löwenzahnwurzel (straffend).
- Wer nicht selbst sammeln und trocknen möchte, bekommt alles fertig abgepackt im Reformhaus oder Drogeriemarkt.

Intensives Apfelessig-Lavendel-Bad

Ein Lavendelbad wirkt belebend und verströmt ein besonders elegantes Aroma.

- Geben Sie 5 Esslöffel getrocknete Lavendelblüten in ein Schraubglas und gießen Sie ½ Liter Obstessig darüber. Schrauben Sie den Deckel zu und lassen Sie die Blüten eine Woche lang in dem Glas ausziehen. Dann seihen Sie die festen Bestandteile ab und setzen die Flüssigkeit Ihrem Badewasser zu.

Erfrischendes Essig-Zitronenbad

Dieser Badezusatz reinigt schonend strapazierte Haut. Der Zitronenduft erfrischt und regt an.

- Übergießen Sie 3 klein geschnittene Zitronen in einem Glas- oder Porzellangefäß mit ½ Liter Apfelessig. Lassen Sie die Zitronen 2 bis 3 Stunden auslaugen, dann abseihen und die Flüssigkeit ins heiße Badewasser gießen.

Duftiges Rosenblütenbad

Dieser Badezusatz beruhigt und entspannt normale Haut.

- Geben Sie 5 bis 7 Esslöffel getrocknete Rosenblütenblätter in ein Schraubglas und gießen Sie ½ Liter Apfelessig darüber. 14 Tage verschlossen ziehen lassen, dann abseihen und die Flüssigkeit dem nicht zu heißen Badewasser zugeben. Einige Rosenblütenblätter auf dem Wasser und vielleicht ein paar Kerzen am Wannenrand – und Sie können für ein Weilchen in eine andere Welt eintauchen.

Die Gesichtspflege

Reinigen, Befeuchten und Nähren sind die drei Grundpfeiler einer wirksamen, systematischen Gesichtspflege. Nur eine gut gereinigte Haut kann Nährstoffe von außen richtig aufnehmen.

Nofretete, die Gemahlin des altägyptischen Königs Echnaton aus dem 14. Jahrhundert vor Christus, soll Gesichtspackungen aus Milch, Kleie, Honig und Essig verwendet haben. Jedenfalls gilt ihre bis heute erhaltene Büste als Sinnbild für weibliche Schönheit. Ihr Name bedeutet auch: »Die Schöne ist gekommen.«

Einfaches Gesichtstonikum

Dieses Gesichtswasser dient vor allem der Reinigung fetter, zu Unreinheiten neigender Haut.

- Mischen Sie Apfelessig und Mineralwasser im Verhältnis 1:1 und füllen Sie die Mixtur in eine kleine verschließbare Flasche. Geben Sie einige Tropfen dieses Gesichtswassers auf einen Wattebausch und reinigen Sie morgens und abends Ihr Gesicht damit.

Tonikum zur Gesichtsreinigung

Eukalyptusblätter eignen sich für unreine, Frauenmantelkraut für trockene, Kamillenblüten für normale, Lavendelblüten für fettige, Lindenblüten oder Zitronenmelisse für strapazierte Haut.

- Füllen Sie 2 Hände voll Heilkräuter Ihrer Wahl in ein Gefäß aus Glas oder Steingut und gießen Sie 1/2 Liter Apfelessig darüber. Lassen Sie diese Mischung bei 18 bis 20°C zugedeckt an einem kühlen Ort ziehen. Schwenken

Sie das Gefäß gelegentlich hin und her. Seihen Sie die festen Bestandteile nach 2 bis 3 Wochen ab und füllen Sie das fertige Gesichtswasser in eine dunkle Flasche.

Verdünnen Sie dieses Gesichtswasser für den Gebrauch mit Wasser im Mischungsverhältnis 1:1.

Die Gesichtsdusche

- Füllen Sie Apfelessig-Wasser (Mischung je nach Verträglichkeit) in eine Sprühflasche und besprühen Sie morgens und abends Ihr Gesicht damit (Augen fest zumachen). Danach nicht abtrocknen, sondern einziehen lassen. Für diese Anwendung klaren, keinen naturtrüben Apfelessig verwenden. Gut für die Behandlung unreiner Haut sowie einer Gesichtshaut, die müde und schlaff aussieht. Auch zur Kühlung im Sommer oder bei Hitzewallungen.

Tiefenreinigung für das Gesicht

Diese Anwendung sollte nicht öfter als ein Mal in der Woche gemacht werden. Dadurch werden oberste Hornschüppchen entfernt. Die Haut sieht klarer aus.

- Reinigen Sie Ihr Gesicht gründlich. Tauchen Sie ein Frottiertuch in sehr warmes Wasser, wringen Sie es aus und pressen Sie es etwa 3 Minuten auf die Gesichtshaut. Das öffnet die Poren. Tränken Sie anschließend ein Leinentuch mit Apfelessig-Wasser (1:2), wringen Sie es aus und legen Sie es auf Ihr Gesicht, darüber kommt ein Frottiertuch. Nach 5 Minuten die Tücher entfernen und das Gesicht mit warmem Wasser waschen. Mit einem Handtuch kräftig trockenreiben, um gelöste Hautschüppchen zu entfernen.

Gesichtspackung für spannungslose Haut

Diese Gesichtspackung strafft und glättet.

- Rühren Sie aus 1 Eigelb, 1 Teelöffel Apfelessig, 2 Esslöffeln Distelöl und 1 Esslöffel Papaya- oder Avocadofruchtfleisch eine Gesichtspackung an. Tragen Sie die Paste auf das gereinigte Gesicht auf und lassen Sie sie 30 Minuten einwirken. Mit warmem Wasser abwaschen.

Gesichtspackung bei Hautunreinheiten

Diese Packung hilft, fette und zu Unreinheiten neigende Haut zu klären.

- Rühren Sie mit dem Mixer eine Paste aus 1 Eigelb, 3 Esslöffeln Olivenöl, 1 Teelöffel Apfelessig und ¼ pürierter Salatgurke an und tragen Sie die Packung auf das gereinigte Gesicht auf. Nach 30 Minuten mit warmem Wasser abwaschen.

Gesichtspackung für reife Haut

Diese Packung belebt und erfrischt ältere und erschöpfte Haut und gibt ihr neue Spannkraft.

- Rühren Sie aus 1 Eigelb, 3 Esslöffeln Olivenöl, 1 Teelöffel Apfelessig und 2 Esslöffeln zerdrückter Aprikose, Banane oder Papaya eine Gesichtspackung an. Tragen Sie die Paste auf das gereinigte Gesicht auf und lassen Sie sie 30 Minuten einwirken. Mit warmem Wasser abwaschen.

Von den alten Ägyptern ist überliefert, dass sie eine Zahnreinigungspaste aus zermahlenem Bimsstein und Essig schätzten.

Haarpflege

Schon unsere Großmütter wussten, dass Spulungen mit Apfelessig Glanz ins Haar zaubern, eine störrische Mähne bändigen und die Kopfhaut kräftigen. Wenn man die Spülung nach jedem Waschen durchführt, kann dies auch die Haarfarbe intensivieren und das Grauwerden der Haare hinauszögern. Für solche Anwendungen ist allerdings ein klarer Apfelessig besser geeignet als der naturtrübe, um eventuelle Rückstände im Haar zu vermeiden. Manche Haarprobleme wie vermehrte Schuppenbildung, Kopfhautjucken, stark fettendes Haar oder Haarausfall, die nicht mit einer Krankheit einhergehen oder Veranlagung sind, gehen oft auf Mineralstoffmängel zurück. Die regelmäßige Einnahme von Apfelessig kann diese Beschwerden günstig beeinflussen.

Verschiedene Haarspülungen

- Einfache Spülung

Mischen Sie Apfelessig und warmes Wasser im Verhältnis 1:3 und gießen Sie es über das gewaschene und ausgespülte Haar. Anschließend nicht mehr nachspülen.

Haarspülungen mit Kräutern

- Füllen Sie Kräuter Ihrer Wahl in ein Gefäß aus Glas oder Steingut. Gießen Sie ½ Liter Apfelessig hinzu und decken Sie das Gefäß ab. Lassen Sie den Ansatz 2 bis 3 Wochen lang bei 18 bis 20°C an einem dunklen Ort ziehen. Schwenken Sie den Behälter gelegentlich hin und her. Dann seihen Sie den Sud ab.
- Spülen Sie dunkles Haar mit Rosmarinessig, dann bekommt es mehr Glanz.
- Mit Kamillenessig hellen Sie blondes Haar etwas auf.
- Brennnesselessig ist wirksam gegen Schuppen.
- Durch Salbeiessig bekommt das Haar mehr Halt.
- Klettenwurzelessig macht Haare leichter frisierbar.

Apfelessig bei speziellen Haarproblemen

- Bei Kopfjucken: Geben Sie 2 Teelöffel Apfelessig in 1 Glas warmes Wasser und tränken Sie Ihre Haare damit. Benutzen Sie die Finger oder einen Kamm.
- Bei Schuppen: Erwärmen Sie reinen Apfelessig und massieren Sie die Kopfhaut damit. Wickeln Sie dann die Haare in ein Handtuch und lassen Sie die Kur 1 Stunde einwirken. Anschließend mit einem milden Shampoo auswaschen. Diese Prozedur sollte am besten zu jeder Haarwäsche erfolgen.
- Bei Haarausfall: Massieren Sie täglich etwas Apfelessig-Wasser (Mischungsverhältnis 1:1) in die Kopfhaut ein.

Hände und Augen

Unsere Hände sind – wie das Gesicht – täglich schädigenden Umwelteinflüssen ausgesetzt. Hinzukommt, dass die Haut am Handrücken besonders dünn und deswegen stärker anfällig ist als anderswo.

Pflegeöl für schöne Hände

Mit dieser Behandlung beugt man spröden und rissigen Händen vor.

- Mischen Sie Apfelessig und Olivenöl im Verhältnis 1:3. Cremen Sie Ihre Hände nach jedem Händewaschen und vor dem Zubettgehen damit ein. Eine weitere Handcreme ist dann überflüssig.

Handlotion gegen braune Flecken

Nach einem alten Hausrezept sollen Altersflecken durch eine Kur mit dieser Handlotion verblassen.

- Mischen Sie 2 Teelöffel Apfelessig mit 1 Teelöffel Zwiebelsaft, den Sie leicht mit dem Entsafter herstellen können. Tragen Sie die Mixtur jeden Abend auf und lassen Sie sie über Nacht einwirken.

Zum Trinken: Augencocktail

Dieser Drink macht strahlende Augen und sorgt für einen besseren Durchblick.

Zutaten

200 ml Möhrensaft, 50 ml Milch, ½ TL gehackte Petersilie, 1-2 TL Apfelessig, etwas Kräutersalz und gemahlener Pfeffer.

Zubereitung

Saft, Milch und die frische Petersilie gut verquirlen, mit Apfelessig, Kräutersalz und Pfeffer würzen. Wegen der Petersilie den Drink am besten löffeln.

tipp

Bei ermüdeten Augen empfiehlt es sich, auf jedes Lid ein Wattepad zu legen, das mit Apfelessig getränkt wurde. Nach Entfernen des Pads gut mit warmem Wasser nachspülen, erst dann die Augen öffnen.

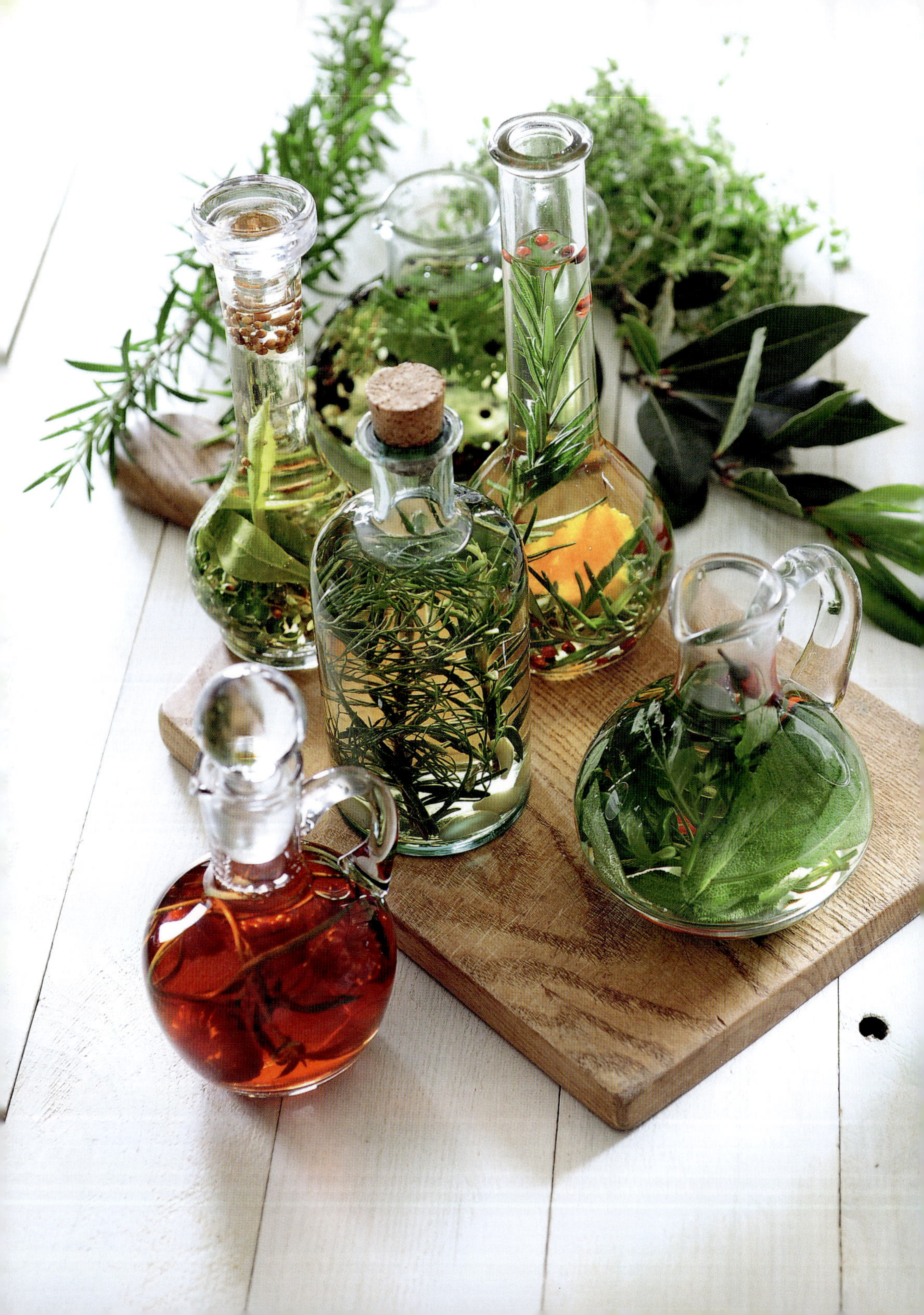

Das kleine Küchen-wunder

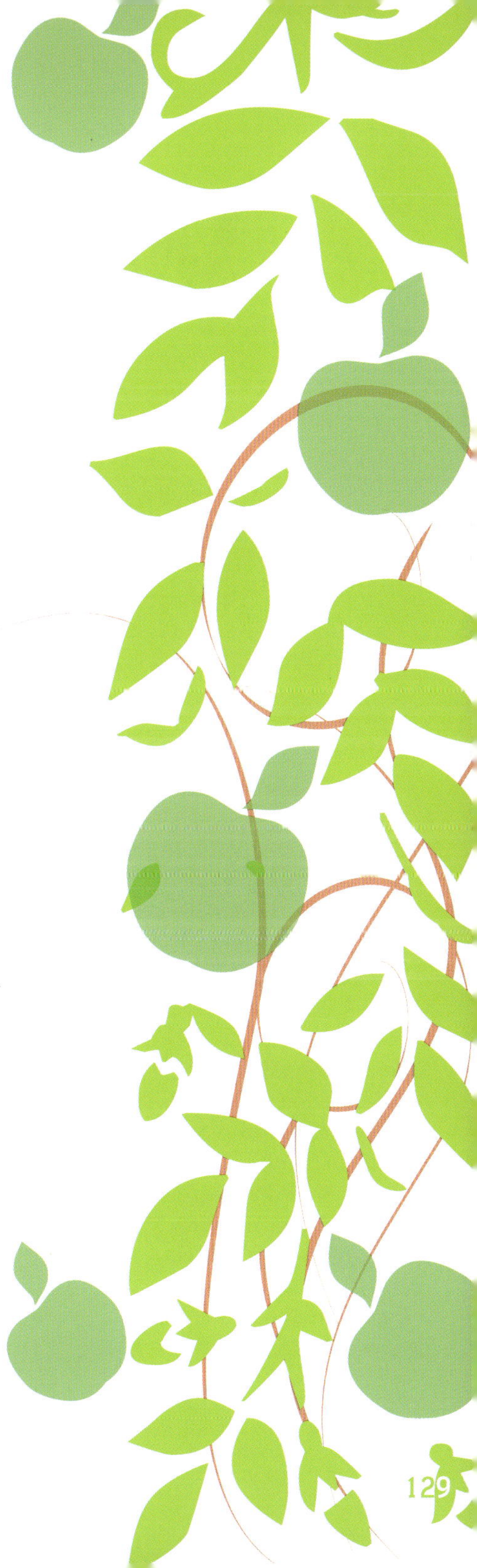

Kochen, würzen und verfeinern

Goldbrauner naturreiner Essig aus Äpfeln ist eine vielseitig einsetzbare Zutat für leichte und gesunde Gerichte. Zudem ist er im Küchenalltag ein nützlicher Helfer. Fisch bleibt damit frisch, Fleisch wird zart, Gemüse behält seine Farbe, Gerüche werden gebunden, Verfärbungen wird vorgebeugt. Und bekanntlich ist Essig seit jeher ein viel genutztes Reinigungsmittel.

Wo vormals nur schlichter Tafelessig – ein Verschnitt aus billigen Essigen – zum Würzen, Säuern und Konservieren bereitstand, kommen mittlerweile in bundesdeutschen Küchen mehrere Essige nebeneinander zum Einsatz, allen voran preiswerter Aceto Balsamico, der in jedem Supermarkt zu finden ist. Nicht selten leistet man sich tröpfchenweise auch den teuren Aceto Balsamico Tradizionale.
Im Gegensatz zu früher gibt es heutzutage ein ausgeprägtes Essigbewusstsein. Was den Apfelessig anbelangt, so hat er vor allem in der leichten und gesunden Küche seinen Platz – wie übrigens schon seit Jahrzehnten in englischen und amerikanischen Haushalten. Sein frisch-fruchtiges, säuerliches Aroma bildet ein harmonisches Gespann mit Salaten aller Art, Meeresfrüchten, Fisch, Wild, Kalbs- und Geflügelleber, Geflügel, Pasteten, Ragouts, Fruchtdesserts und Obstsalaten. Schon 1 Teelöffel des sauren Würzsafts rundet kalte und warme Saucen, Suppen und Gemüsegerichte vortrefflich ab.
Feinschmecker verwenden gerne auch Edelobstessige, die entsprechend mehr kosten. Sie sind aus besten Apfelweinen gemacht und erfüllen höchste Ansprüche an Geschmack und Aroma.

Schmackhaft und gesund

Ein Schuss Apfelessig macht Kohl- und Hülsenfruchtgerichte bekömmlicher. In Apfelessig marinierter Fisch und darin eingelegtes Geflügel werden wunderbar zart und erhalten eine pikant-säuerliche Note. In Mayonnaise, Ketchup oder Chutneys ist Essig ein wesentlicher Bestandteil. Daneben werden pikante Sauerkonserven und alkoholfreie Erfrischungsgetränke auf Apfelessig-Basis hergestellt.
Was Sie beim Apfelessig zusätzlich zu seiner Würzkraft praktisch frei Haus und gratis hinzubekommen, ist sein gesundheitlicher Nutzen. Während Sie in der Küche damit säuern, konservieren, einlegen und verfeinern, profitieren Sie ganz nebenbei und Tag für Tag von den stoffwechselfördernden, desinfizierenden und kräftigenden Eigenschaften des goldbraunen Sauerstoffs.

tipp

Experimentieren Sie mit Apfelessig und Diät-Limonade oder Light-Getränken. Sehr fruchtig und lecker ist beispielsweise die Mischung aus 100 Milliliter naturtrübem Apfelsaft, 100 Milliliter rotem Diät-Fruchtnektar und 2 Teelöffeln Apfelessig. Ein gesunder Durstlöscher!

Aromatisierte Essige

Mit folgenden Apfelessig-Spezialitäten können Sie sehr feine Geschmacksnuancen erzielen und in jedem Fall auf kulinarisch versierte Gäste Eindruck machen. Vielleicht kreieren Sie auch selbst einmal einen Ansatzessig. Das Prinzip ist ja einfach. Es braucht nur etwas Zeit, bis er gereift ist.

Süßsaurer Honigessig

Wenn Sie Apfelessig mit Honig vermischen, haben Sie stets einen süß-säuerlichen Essig zur Hand, der sich vorzüglich für sämtliche Apfelessig-Cocktails, aber auch für Blattsalate, Obstsalate und Desserts eignet. Je nach der gewählten Honigsorte lässt sich der Essig geschmacklich variieren.

Zutaten

- ½ l Apfelessig, 3 bis 4 EL Honig, 20 Tropfen Honigaroma

Zubereitung

- Den Apfelessig in ein Gefäß mit weiter Öffnung füllen. Den Honig einrühren, bis er sich gelöst hat. Der Honig löst sich besser, wenn der Essig im Wasserbad leicht erwärmt wird.
- 20 Tropfen Honigaroma hinzufügen. Das verstärkt den Honiggeschmack, ohne dass der Essig dabei zu süß wird. Künstliches Honigaroma bekommen Sie recht preiswert unter der Bezeichnung »ITT« in vielen Naturkostladen.
- Den Essig anschließend in eine Flasche füllen und vor jedem Gebrauch gut durchschütteln.

tipp

Mit jeweils 1 Bund Melisse, Minze oder Salbei lassen sich ebenfalls feine Aroma-Essige ansetzen.

Dill- und Estragonessig

Zutaten

- 1 Bund frischer Dill, 1 Prise Salz, 1 l Apfelessig

Zubereitung

- Den Dill waschen, trocken tupfen, die Blättchen von den Stängeln zupfen und in einen Krug geben. Den Apfelessig darübergießen, salzen, den Krug verschließen und etwa 4 Wochen kühl und dunkel stehen lassen. Nachdem die Kräuter herausgefiltert sind, ist der Dillessig gebrauchsfertig.

Dillessig passt sehr gut zu Gurkensalat.

Auf die gleiche Weise setzt man Estragonessig an.

- Estragonessig ist eine leckere Würze für verschiedene Soßen, vor allem Sauce béarnaise und Remouladensoße, für Geflügel, Kalbfleisch und Pilzgerichte sowie für Blatt- und Mischsalate.

Feiner Knoblauchessig

Zutaten

- 10 bis 15 Knoblauchzehen, 10 Pfefferkörner, 1 l Apfelessig

Zubereitung

- Die Knoblauchzehen abziehen, halbieren, dann mit den Pfefferkörnern und dem Apfelessig in einen Krug geben und gut verschließen. Nach 3 bis 4 Wochen die Zutaten abfiltern und den Essig in Flaschen füllen.

Knoblauchessig verleiht Blattsalaten, Fisch-, Muschel-, Gemüse- und Fleischgerichten ein feines Knoblaucharoma – eine zusätzliche Verwendung von frischem Knoblauch erübrigt sich. Er eignet sich auch zum Marinieren von Lamm.

Kümmelessig

Zutaten

- 2 EL Kümmel, 1 TL Kreuzkümmel, 1 l Apfelessig

Zubereitung

- Die Kümmelkörner im Mörser zerstoßen, mit dem Essig vermischen und gut verschlossen an einem kühlen Ort etwa 3 Wochen ziehen lassen. Die Flasche ab und zu schütteln.

Verfeinert alle Gerichte, für die Kümmel benötigt wird, wie Sauerkraut, Eintöpfe, Bratkartoffeln oder Schweinebraten.

Ingweressig

Zutaten

- ½ mittelgroße Ingwerwurzel, 1 EL Honig, 1 l Apfelessig

Zubereitung

- Die Ingwerwurzel schälen, grob zerkleinern und 2 bis 4 Wochen in einem gut verschlossenen Gefäß mit dem Apfelessig ziehen lassen. Den Honig erst nach dem Abfiltern der Wurzel einrühren, bevor der Essig in Flaschen gefüllt wird.

Dieser Essig eignet sich vor allem für Gerichte der thailändischen, vietnamesischen oder kreolischen Küche.

Apfelessig mit Zimt

> **tipp**
> *Ein Blättchen Minze gibt jedem Essig eine feine Frische.*

Zutaten

- 7 Zimtstangen (Ceylon-Zimt, wegen seines geringeren Cumaringehalts), 200 g Äpfel, 200 ml Apfelsaft, 1 l Apfelessig

Zubereitung

- Die Zimtstangen zerkleinern und mit den geschälten, in Scheiben geschnittenen Äpfeln und dem Apfelsaft in einen Krug füllen. Den Apfelessig darübergießen und den Ansatz gut verschlossen 3 bis 4 Wochen ziehen lassen. Die Zutaten dann abfiltern.

Erfrischender Beeren-Sirup

Dieses Rezept für Essigsirup ist bereits aus dem Jahr 1802 von dem französischen Minister Antoine Parmentier überliefert. Das Konzentrat wurde damals folgendermaßen angepriesen: »Dieser Sirup ergibt, in einer gewissen Menge Wasser aufgelöst, ein kühlendes und wohlschmeckendes Getränk, das man gern bei großer Sommerhitze benutzt. Es stillt auf eine angenehme Weise, schnell und mit wenigen Kosten den Durst. Seine Bereitungsart ist sehr einfach.«

Zutaten

- 1 l Apfelessig, 1 bis 2 Pfund Himbeeren, Brombeeren oder Johannisbeeren, 1 kg Zucker

Zubereitung

- Den Apfelessig in einen Krug aus Steingut füllen und die reifen, gut gereinigten Beeren daruntermischen. Den Krug locker mit einem Deckel verschließen und an einen kühlen Ort stellen. Die Früchte nach etwa 8 Tagen abseihen, dabei leicht auspressen.
- Den Zucker in eine feuerfeste Glasform geben und den Beerenessig dazugießen. Die Glasform verschließen und die Flüssigkeit langsam erhitzen, bis der Zucker geschmolzen ist.
- Den abgekühlten Sirup in Flaschen füllen, gut verschließen und an einem kühlen Ort aufbewahren. Den Sirup zum Trinken im Verhältnis 1:5 mit Wasser verdünnen.

Senf, Soßen und saure Kleinigkeiten

Viele kennen Senf nur fertig abgepackt in Gläsern aus dem Supermarkt. Dabei ist diese Würzsoße einfach herzustellen und durch die Zugabe von etwas Wasser und verschiedenen Gewürzen im Geschmack beliebig variierbar.

tipp

Wenn Sie rasch eine pikante Erdnusssoße brauchen, verrühren Sie fertige, möglichst ungesalzene Erdnusspaste mit etwas Sojasoße, Apfelessig und Sambal Oelek.

Milder Senf

Zutaten

- 300 g Senfmehl, 750 ml Apfelessig, 2 EL Zucker, 1 TL Salz, eine Prise Pfeffer

Zubereitung

- Zuerst das Senfmehl mit dem Apfelessig aufkochen, dann die übrigen Zutaten hinzugeben. Die Masse in eine Schüssel umfüllen und so lange rühren, bis sie kalt ist. Den fertigen Senf in hübsche Schraubgläser geben.

Sojadip

Zutaten

- 3 EL Apfelessig, 3 EL Sojasoße, 2 El Reiswein, 1 EL Sesamöl, 1 TL Ahornsirup, etwas Salz, Pfeffer aus der Mühle.

Zubereitung

- Alle Zutaten zu einer glatten Soße verrühren und in einem Schälchen zu asiatischen Gerichten reichen. Fleisch, Fisch, Meeresfrüchte oder Gemüse in die Soße eintunken.

Käsedip

Zutaten

- 50 g Blauschimmelkäse (Gorgonzola), 150 g Joghurt, 3 EL Sahne, 50 g geriebener Parmesan, 50 g geriebene Walnüsse, 2 TL Apfelessig, 1 Prise Paprikapulver (edelsüß), Meersalz, frisch gemahlener Pfeffer.

Zubereitung

- Gorgonzola mit der Gabel zerdrücken, mit Joghurt und Sahne verrühren. Geriebene Walnüsse und Parmesan unterheben. Mit Essig, Paprika, Salz und Pfeffer würzig abschmecken.

- Servieren Sie den Dip zu rohen Gemüsestücken wie Gurken, Stangensellerie, Chicorée, Karotten, Blumenkohl oder Zucchini.

tipp

Wenn Sie unerwartet Besuch bekommen: Legen Sie Krabben aus der Dose 15 Minuten in eine Marinade aus Sherry und 2 Esslöffeln Apfelessig ein. Die Krabben für den Krabbencocktail schmecken danach viel frischer.

Kapernsoße

Zutaten

- 2 hart gekochte Eier, 1 Zwiebel, 2 EL Kapern, 3 EL Apfelessig, 4 EL gutes Olivenöl, je 1 Prise Salz und Pfeffer

Zubereitung

- Die Eier pellen und fein hacken, die Zwiebel abziehen und fein würfeln, die Kapern fein hacken. Alle Zutaten so lange verrühren, bis eine cremige Soße entsteht. Ideal zu Eiern und gekochtem Rindfleisch.

Senfmarinade für Gemüse

Für 4 Portionen

- 1 Eigelb, ½ TL Senf, Salz, Pfeffer aus der Mühle, 3 EL naturtrüber Apfelessig, 0,15 l gutes Olivenöl, 1-2 EL Fleischbrühe

Zubereitung

- Eigelb mit Senf, Salz, Pfeffer und dem Essig gut verrühren. Das Olivenöl und die Fleischbrühe unter ständigem Rühren langsam hinzufügen. Das noch warme Gemüse (Blumenkohl, Karotten, Brokkoli etc.) mit der Marinade übergießen.

Eingemachte Rote Bete

Zutaten

- 1 kg Rote Bete, 1 l Apfelessig, 400 g Zucker, je 1 TL Kümmel und Zimtpulver (am besten Ceylon-Zimt), 1/8 l Wasser

Zubereitung

- Rote Beten waschen, schälen und in Würfel oder Scheiben schneiden. Den Apfelessig erhitzen und den Zucker darin auflösen. Die übrigen Zutaten beigeben und 15 Minuten kochen lassen. Rote Beten und Sud heiß in (ausgekochte) Schraubgläser füllen und sofort verschließen.

Thunfischsalat mit Eiern

3 Portionen

- 1 Dose Thunfisch (in Wasser), 1 grüne und 1 gelbe Paprikaschote, 2 Tomaten, 1 Zwiebel, 2 hart gekochte Eier, 2 Essiggurken, 1 EL Mayonnaise, 2 EL Apfelessig, Salz, Pfeffer aus der Mühle

Zubereitung

- Den Thunfisch abtropfen lassen und in Stücke zupfen. Die Paprikaschoten waschen, halbieren und putzen, die Tomaten waschen, die Zwiebel abziehen und die Eier pellen. Gemüse, Eier und Essiggurken fein würfeln und mit dem Thunfisch in eine Schüssel geben.
- Mayonnaise, Apfelessig, Salz und Pfeffer zu einer Salatsoße verrühren und unter die vorbereiteten Zutaten heben. Den Thunfischsalat mindestens eine Stunde im Kühlschrank ziehen lassen.

Birnen mit Ingwer

Zutaten

- 1 kg Birnen, 1 Stück Ingwerwurzel, ½ l Apfelessig, 250 g Zucker, 2 TL Zimt

Zubereitung

- Die Birnen putzen, in Stücke schneiden und in Gläser füllen. Die Ingwerwurzel schälen und in Scheiben schneiden. Aus Essig, Zucker und Zimt einen Sud herstellen und kurz aufkochen. Über die Birnen gießen und zugedeckt über Nacht ziehen lassen.
- Am nächsten Morgen den Sud abgießen, noch einmal aufkochen und heiß sofort wieder in die Gläser füllen. Gläser sofort verschließen.

Passt gut zu Crêpes oder Pfannkuchen.

Hüttenkäse mit Äpfeln

Für 1 Portion

- 1 kleiner Apfel, 1 TL Apfelessig, 150 g Hüttenkäse, 1 TL Honig, 2 Scheiben Vollkornbrot

Zubereitung

- Den Apfel waschen und mit der Schale grob raspeln. Mit Apfelessig beträufeln. Hüttenkäse mit dem Honig verrühren und den Apfel unterheben. Die Vollkornbrote damit bestreichen und gleich essen.

Küchenkniffe

Viele Tipps und Ratschläge aus dem Zettelkasten der »guten, alten Zeit« werden im Küchenalltag nach wie vor uneingeschränkt befolgt. Da ist sozusagen »nichts Besseres nachgekommen«.

Zartes Fleisch

- Mischen Sie Apfelessig und Öl zu gleichen Teilen und legen Sie Steaks etwas 2 Stunden in die Marinade ein. Sie sollten das Fleisch während dieser Zeit mehrmals wenden.
- Legen Sie Geflügel und Kalbfleisch vor dem Braten kurz in verdünnten Essig ein, dann wird es besonders zart.
- Legen Sie Braten oder Wild über Nacht in eine Marinade aus Apfelessig und Fleischbrühe (zu gleichen Teilen) ein.
- Durch 1 bis 2 Esslöffel Apfelessig im Kochwasser wird zähes Suppenfleisch mürbe.
- Ein Suppenhuhn legt man vor dem Kochen einige Stunden in Essigwasser. Das verbessert den Geschmack und lässt das Huhn schön zart werden.

Appetitliches Aussehen

- Wenden Sie Obst- oder Gemüsescheiben (Äpfel, Birnen, Sellerie, Pilze) kurz in Apfelessig-Wasser, dann werden die Schnittstellen nicht braun und unansehnlich.
- Ihre natürliche farbliche Frische behalten viele Gemüse wie Blumenkohl, Spargel, Rotkohl oder Schwarzwurzeln, wenn man etwas Apfelessig ins Kochwasser gibt.
- Zartes Kalbfleisch bleibt schön hell, wenn man es vor dem Kochen in ein Essigtuch einwickelt.

Bekömmlicher mit Apfelessig

- Stellen Sie zu Eintöpfen aus Hülsenfrüchten immer auch eine Karaffe Apfelessig auf den Tisch. So kann jeder beliebig nachwürzen und den Eintopf der persönlichen Bekömmlichkeit anpassen. Außerdem verleiht man dem Gericht ein pikanteres Aroma, wenn man etwas frischen Essig zugibt.

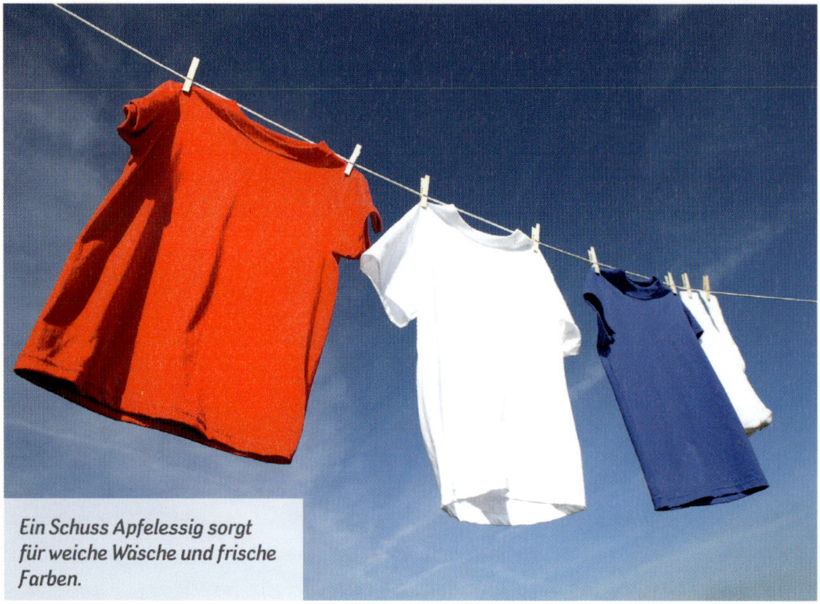

Ein Schuss Apfelessig sorgt für weiche Wäsche und frische Farben.

Für Fischzüchter und Aquarienbesitzer

Regelmäßige Apfelessiggaben in Aquarien und kleine Weiher bewirken, dass die Fische gesünder und stärker werden.

Ein Tipp von Antoine Parmentier richtet sich an alle, die sich ihren Weihnachtskarpfen selbst ziehen. Apfelessig soll verhindern, dass Fische, insbesondere Karpfen, einen modrigen Geschmack annehmen: »Man lässt die Fische, die im süßen Wasser leben, ein wenig dieser Säure verschlucken, wenn man fürchtet, dass sie jenen unangenehmen Schlammgeschmack haben könnten.«

Ein umweltfreundlicher Allzweckreiniger

Essig ist aufgrund seiner keimtötenden und desinfizierenden Wirkung im Haushalt vielseitig verwendbar und stellt eine echte Alternative zu chemischen Reinigungs- und Pflegesubstanzen dar. Neben Kalk löst Essig auch Fett und Schmutz. Er ist biologisch abbaubar, schont damit die Umwelt und ist auch noch äußerst preiswert.

Apfelessig, den Sie im Haushalt verwenden, sollte klar sein. Sonst könnten bei manchen Anwendungen Flecken entstehen. Alternativ können Sie auch

Weinessig verwenden. Bei sehr starken Verschmutzungen oder Verkalkungen sollten Sie auf die starke Essigessenz ausweichen.

Gibt Kalk keine Chance

- Kalkablagerungen in Töpfen, Blumentöpfen, an Wasserhähnen, Fliesen, Badewannen oder metallischen Flächen beseitigt man durch Abreiben mit Essigwasser. Bei starken Verkalkungen nimmt man Essig pur.
- Brauseköpfe legt man zum Entkalken für mehrere Stunden oder über Nacht in reinen Essig.
- Genauso verfährt man mit einem verkalkten Filtersieb (Perlator) vom Wasserhahn, nachdem man es vom Hahn abgeschraubt hat.
- Zum Entkalken der Kaffeemaschine geben Sie 1 Tasse Apfelessig in den Wasserbehälter und füllen mit kaltem Wasser auf. Stellen Sie die Maschine an und lassen Sie das Wasser zur Hälfte durchlaufen. Dann abschalten und mehrere Stunden einwirken lassen. Anschließend das restliche Wasser durchlaufen lassen und gut nachspülen.

tipp

Schnittblumen halten länger, wenn man dem Blumenwasser 2 Esslöffel Essig beigibt.

Ideal als Putz- und Reinigungsmittel

- Eine Tasse Essig im Wisch- oder Putzwasser (Fußböden, Schränke, Backofen, Kühlschrank, Brotkästen, Abfalleimer) wirkt schmutzlösend, beseitigt Fettrückstände, desinfiziert, vertreibt Gerüche, beugt Schimmelbildung vor und bringt Glanz.
- Bürsten, Schwämme, Kämme, Pinsel, Fensterleder werden wieder weich und sauber, wenn man sie über Nacht in Apfelessig-Wasser (Mischung 1:2) einweicht und schließlich mit klarem Wasser ausspült.

Biologische Wäschepflege

- Geben Sie beim Waschen feiner Gewebe (Wolle, Seide, Kunstseide) immer einen Schuss Apfelessig ins letzte Spülwasser. Das macht die Wäsche weich und frischt die Farben auf.
- Hartnäckige und ältere Flecken sollten Sie mit einer Mischung aus Gallseife und Essig einreiben und am besten über Nacht einwirken lassen, dann wie gewohnt waschen.

tipp

Wenn Sie Gips mit Essig statt mit Wasser anrühren, trocknet er nicht so schnell ein und bleibt länger weich.

Klare Gläser und sauberes Geschirr

- Trüb gewordene Trinkgläser, Brillengläser oder Fensterscheiben erstrahlen in neuem Glanz, wenn man sie mit Apfelessig-Wasser spült.
- Stark verschmutztes, fettiges Geschirr (Töpfe, Pfannen, Holzbrettchen, Kochlöffel) werden fett- und geruchsfrei, wenn man 1 Tasse Apfelessig ins Spülwasser gibt. Hartnäckige Verschmutzungen sollten Sie eine Weile einweichen.
- Flecken auf Besteck aus rostfreiem Stahl reibt man mit einem essiggetränkten Tuch weg.
- Stumpfe Messing- oder Kupfergefäße werden wieder glänzend, wenn man sie mit einer Paste aus Salz und Essig abreibt. Anschließend mit einem weichen Tuch polieren.
- Braune Flecken an Tee- und Kaffeekannen lassen sich mit einer Paste aus Essig und Salz abreiben. Anschließend mit kochendem Wasser nachspülen.

Für frischen Duft

- Gießen Sie von Zeit zu Zeit eine Tasse Essig in die Abflüsse von Ausguss, Dusche und Badewanne. Das vertreibt Gerüche und beugt Verstopfungen vor.
- Unangenehme Gerüche in Räumen (Farbe, Rauch) beseitigt man, indem man eine Schale mit Apfelessig im Zimmer aufstellt.

Register

O

P

R

S

T

V

W

Z

Impressum

Bildnachweis

Covermotiv iStockphoto / klenova
Innenteilmotive
AdobeStock: 4 (singul), 14 (fotosmile777), 20 (Dominik Tiziani), 27 (Science RF), 54 (Christian Jung), 108 (nenetus); BPK-Bildagentur: 47 (BPK); Goodshot RF: 94; Imagesource RF: 100; iStockphoto: 7 (Ron and Patty Thomas), 24 (Yotka), 43 (pixelpot), 44 (vasiliybudarin), 52 (pjhpix), 76 (archives), 85 (Wavebreakmedia), 93 (Sam Edwards), 98 (ariwasabi), 112 (dima_sidelnikov), 118 (StudioThreeDots), 138 (miflippo); Shutterstock.com: 18 (360b), 51 (Minerva Studio), 62 (VICUSCHKA), 128 (zebratomato)

Projektleitung dieser Ausgabe Martha Sprenger

Bildredaktion Tanja Zielezniak

Herstellung Timo Wenda

Umschlaggestaltung und -konzeption Atelier Versen, Bad Aibling

Gestaltung und Satz Tilman Leher, atelier luk, München

Druck und Bindung PBtisk, a.s.

Printed in Czech Republik

ISBN: 978-3-8094-4468-8

FSC www.fsc.org MIX Paper from responsible sources FSC® C004378

Penguin Random House Verlagsgruppe FSC® N001967

1. Auflage
Genehmigte Sonderausgabe

579088430319